SELF-CARE COLLECTION

REIKI

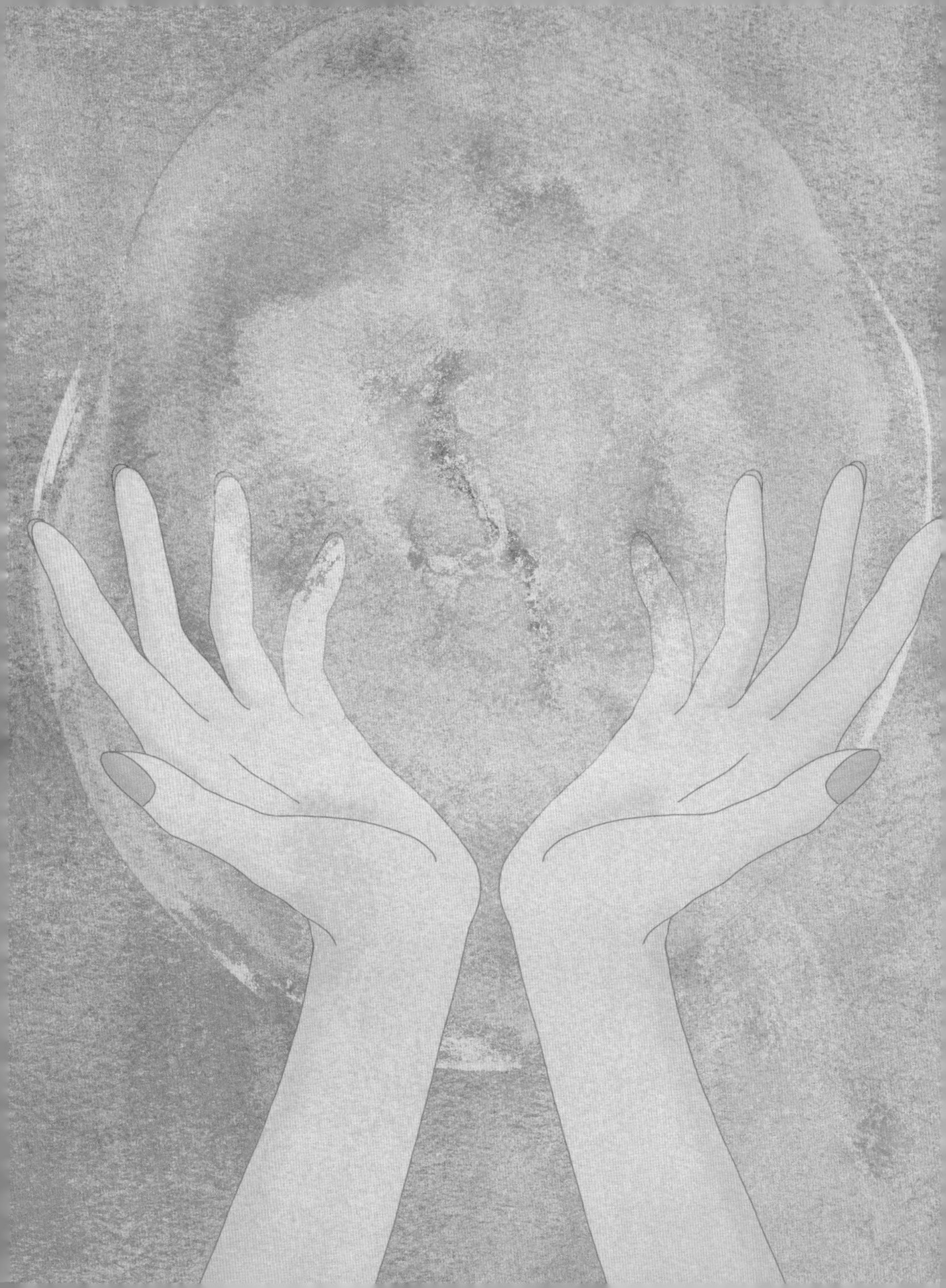

SELF-CARE COLLECTION

REIKI

WOHLBEFINDEN UND HEILUNG DURCH ENERGIEARBEIT

JASMIN HARSONO

DK

DK | Penguin Random House

DK London
Lektorat Mary-Clare Jerram, Kiron Gill, Andrea Page, Rona Skene, Dawn Henderson
Gestaltung und Bildredaktion Maxine Pedliham, Marianne Markham, Mandy Earey, Collette Sadler
Herstellung Tony Phipps, Luca Bazzoli
Illustrationen Kotaro Machiyama

Für die deutsche Ausgabe:
Programmleitung Monika Schlitzer
Redaktionsleitung Anne Heinel
Projektbetreuung Doreen Wolff
Herstellungsleitung Dorothee Whittaker
Herstellungskoordination Claudia Rode
Herstellung Sabine Hüttenkofer

Titel der englischen Originalausgabe:
Self Reiki. Tune in to your life force to achieve harmony and balance.

HAFTUNGSAUSSCHLUSS siehe Seite 144

Übersetzung Wiebke Krabbe, Damlos
Lektorat Cornelia Rüping, München

ISBN 978-3-8310-4003-2

Druck und Bindung C&C Offset Printing, China

FSC MIX Papier aus verantwortungsvollen Quellen FSC® C008047 www.fsc.org

www.dk-verlag.de

INHALT

ÜBUNGEN FÜR DAS WOHLBEFINDEN

HEILENDE ÜBUNGEN

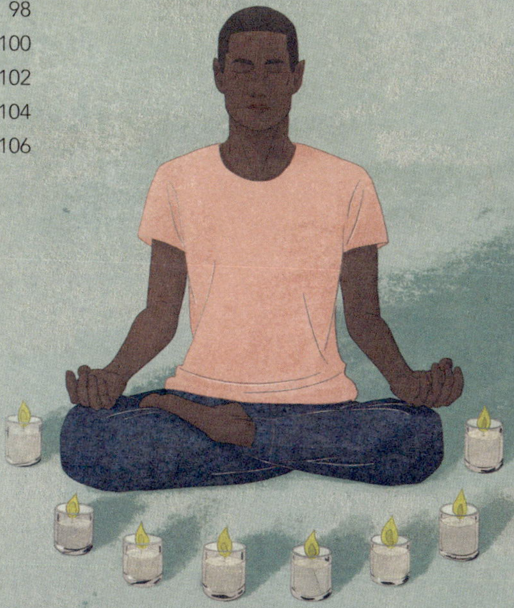

VORWORT

Reiki hat mein Leben verändert. Bei meiner ersten Behandlung spürte ich in mir ein helles Licht und fühlte mich wie erweckt. Nach und nach fand ich allmählich den Weg zu mir selbst, zu meinen Leidenschaften und zu meinem Lebenssinn.

Meine Ausbildung geht auf den Begründer Mikao Usui zurück. Ich bin dankbar für alles, was ich von Lehrern und Mentoren in aller Welt lernen durfte. Mit diesem Buch möchte ich etwas davon weitergeben und Einblicke in die Geschichte der Lehre gewähren. Vor allem aber möchte ich zeigen, was Reiki für jeden von uns leisten kann. Menschen sind unglaubliche Wesen: Wir verfügen über Intuition, und unser Körper kann sich selbst heilen. Reiki hilft, einen besseren Zugang zu diesen angeborenen Fähigkeiten zu finden.

Reiki ist eine ganzheitliche Methode. Heilung kann nur stattfinden, wenn sie alle vier Ebenen unseres Seins einbezieht: Körper, Emotionen, Geist und Seele. Wenn wir diese Ebenen voneinander trennen oder einer mehr Gewicht geben als den anderen, fühlen wir uns unausgeglichen. Das, was fehlt, macht sich dann bemerkbar. Reiki ermöglicht es, alle Ebenen anzusprechen, Problemen auf den Grund zu gehen und tiefe Liebe zu empfinden. Indem wir uns als Ganzheit wahrnehmen, sind wir nicht mehr isoliert, sondern erkennen, dass wir alle miteinander verbunden sind.

Der Praxisteil in diesem Buch ist in zwei Abschnitte unterteilt. Das Kapitel zum Wohlbefinden stellt Übungen und Meditationen vor, die den Allgemeinzustand verbessern. Im Kapitel zur Heilung geht es um Übungen, die bei konkreten Beschwerden hilfreich sind. Wir verbinden uns dabei mit der Energie des Universums, die jeder in sich trägt und die uns alle umgibt.

Reiki eignet sich für jeden Menschen, für alle Lebewesen. Mir gefällt der Gedanke, dass durch dieses Buch überall auf der Welt immer mehr Lichter entzündet werden – und das braucht die Erde heute mehr denn je. Reiki ist keine Religion, sondern ein spiritueller Weg und eine Heilmethode. Durch tägliche Praxis werden Sie entdecken, was Reiki für Sie bedeutet.

Wer noch nie mit Reiki zu tun hatte, bekommt durch die Übungen vielleicht Lust, sich intensiver damit zu beschäftigen. Informationen über Ausbildung und Einstimmung stehen auf den Seiten 138–139 bereit. Wer schon Erfahrungen gesammelt hat, möchte dieses Buch vielleicht zur Hand nehmen, um Inspiration und Unterstützung bei der Selbstheilung zu finden.

Mögen euch Licht, Liebe, Mitgefühl und Güte
auf eurer Reise begleiten.

In Dankbarkeit,
Jasmin Harsono

REIKI –
EINE EINFÜHRUNG

WAS IST REIKI?

Reiki wurde als Heilkunst und spiritueller Weg im frühen 20. Jahrhundert in Japan von Mikao Usui begründet. Dabei werden die Hände auf den Körper gelegt, um die unsichtbare Lebensenergie zu teilen, die jeden und alles durchströmt. Reiki kann heilen, Stress lindern und die Entspannung fördern.

DIE SCHRIFTZEICHEN

In der japanischen Kanji-Schrift gibt es zwei Zeichen, die die Verbindung von himmlischer und irdischer Energie darstellen.

REI

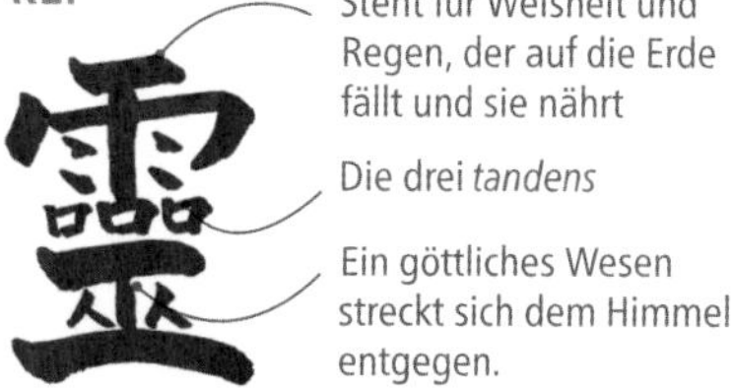
Steht für Weisheit und Regen, der auf die Erde fällt und sie nährt
Die drei *tandens*
Ein göttliches Wesen streckt sich dem Himmel entgegen.

KI

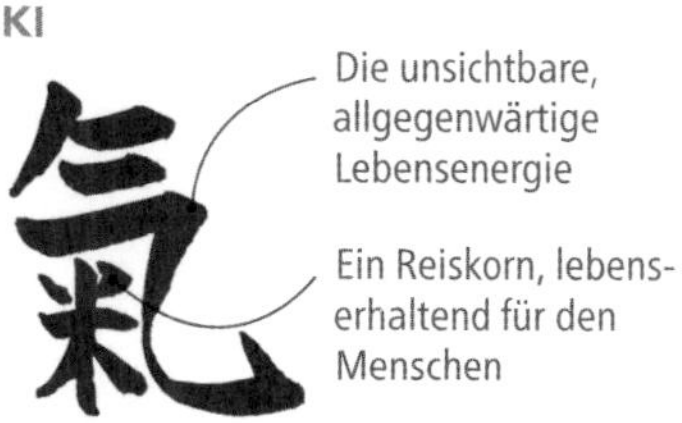
Die unsichtbare, allgegenwärtige Lebensenergie
Ein Reiskorn, lebenserhaltend für den Menschen

WAS BEDEUTET »REIKI«?

Das japanische Wort *rei* steht für »Geist« oder »Seele«, der Begriff *ki* bezeichnet die »Energie des Universums«. Reiki lässt sich mit »Lebensenergie« übersetzen und ist ein ganzheitlicher Ansatz, bei dem Energie zur Heilung eingesetzt wird. Doch es ist mehr als eine alternative Heilmethode für Körper, Geist und Seele, denn es kann auch zu innerem Frieden und dem Gefühl von Sinnhaftigkeit verhelfen. Reiki verbindet uns mit anderen Lebewesen und dem Universum und ebnet den Weg zum wahren, eigenen Potenzial.

»Reiki verbindet uns mit anderen Lebewesen und dem Universum und ebnet den Weg zum wahren, eigenen Potenzial.«

WIE FUNKTIONIERT REIKI?

Die Heilwirkung von Reiki beruht darauf, dass Lebensenergie geteilt wird, um das uns umgebende Energiefeld zu harmonisieren. Jeder kann Reiki praktizieren, allerdings ist es nötig, von einem Reiki-Meister ausgebildet und eingestimmt zu werden, um den ersten Grad zu erreichen. Insgesamt umfasst die Ausbildung drei Grade. In diesem Buch werden durch praktische Übungen zur Selbstbehandlung lediglich Grundkenntnisse vermittelt.

WAS IST DAS BESONDERE AN REIKI?

Reiki wird oft als das Zusammenfließen himmlischer und irdischer Energie in unserem Herzen beschrieben. Dadurch werden Körper, Geist und Seele in Einklang gebracht. Je öfter wir üben, desto stärker spüren wir diesen Einklang. Durch Reiki wird jede Seele zu einem Stern, dessen Licht das Universum erhellt. Wer sich selbst heilt, tut damit auch etwas für andere.

DIE URSPRÜNGE

Heute wird Reiki weltweit praktiziert. Gemäß der Tradition lernt jeder Schüler von einem Meister; so lässt sich Reiki direkt zu seinem Begründer Mikao Usui und den beiden Personen zurückverfolgen, die seine Lehren weiterentwickelt und in der westlichen Welt bekannt gemacht haben.

MIKAO USUI

Usui (1865–1926) wurde im Süden Japans geboren. Er reiste gern und hatte vielfältige intellektuelle und spirituelle Interessen. Nach einem schweren Verlust zog er sich 1922 eine Zeit lang auf einen Berg bei Kyoto zurück, wo er einen Moment der Erweckung *(satori)* erlebte. Nachdem er mehrere Wochen lang gefastet und meditiert hatte, fühlte er sich dem ganzen Universum zutiefst verbunden.

Nach seiner Heimkehr verletzte er sich am Fuß. Intuitiv hielt er seine Hände über die Wunde: Der Schmerz ließ nach, und der Fuß war vollständig verheilt.

So erkannte Usui, dass er seit seiner Erleuchtung die Fähigkeit besaß, mit seinen Händen zu heilen. Er begann, anderen Menschen zu helfen, und entwickelte ein System, um anderen diese Heilkraft zu vermitteln. Die Organisation *Usui Reiki Ryōhō Gakkai* wurde gegründet, um mit Usuis Methoden (einschließlich der fünf Reiki-Elemente) die spirituelle Entwicklung anderer Menschen zu fördern.

Bis zu seinem Tod mit 62 Jahren bildete Mikao Usui mehr als 2000 Schüler aus und stimmte 21 Reiki-Meister ein. Sein Gedenkstein befindet sich im Saihōji-Tempel in Tokio.

»Durch seine Erweckung hatte Mikao Usui die Fähigkeit erlangt, mit seinen Händen zu heilen.«

DR. CHŪJIRŌ HAYASHI

Hayashi (1880–1940) war ein japanischer Marinearzt, der unter Usui den Meistergrad erworben hatte und später eine eigene Klinik gründete. Er entwickelte Reiki weiter und führte Handpositionen zur Behandlung verschiedener Krankheitszustände ein.

HAWAYO TAKATA

Takata (1900–1980), Amerikanerin mit japanischen Wurzeln, wurde auf Hawaii geboren. Während eines Aufenthalts in Japan wurde eine Operation notwendig, doch sie entschied sich für eine Reiki-Behandlung, durch die sie geheilt wurde. Sie blieb in Japan, lernte bei Hayashi und wurde schließlich zur ersten ausländischen Reiki-Meisterin. Nach ihrer Rückkehr gründete sie auf Hawaii eine eigene Klinik. Sie bildete 22 Reiki-Meister aus.

NEUERE TRADITIONEN

Um sein Reiki-System weiterzuentwickeln, bezog Usui buddhistische Traditionen ein, darunter die fünf Elemente. Spätere Entwicklungen zeigten weitere Einflüsse, etwa das Konzept der Chakren. Takata legte den Schwerpunkt auf die Heilung und führte die tägliche Selbstbehandlung ein.

REIKI UND ENERGIE

Im Reiki geht es um Ganzheit, Harmonie und Verbindung. Diese Begriffe erschließen sich, wenn man das Wesen der »universellen Energie« betrachtet.

Die Naturwissenschaft lehrt uns, dass alle Materie aus Atomen besteht. Jedes Atom wiederum hat einen Kern, der mit Energie gefüllt ist. Also besteht im Grunde alles aus Energie und ist, da sie überall vorkommt, miteinander verbunden.

Im Reiki heißt diese Energie *ki*. Sie ist in uns, umgibt uns und schwingt mit unterschiedlichen Frequenzen. Sie unterstützt auch die Schwingungen des Körpers, die alles im Fluss halten, ausgewogen und aufeinander abgestimmt sind. Fehlt diese Abstimmung, sind Körper, Geist und Seele nicht im Einklang. Das kann krank machen.

Die Chakren (Sanskrit für »Räder«) sind Energie-Knotenpunkte, über die sich Körper und Aura verbinden. Als Aura werden die sieben Energieebenen bezeichnet, die unser Sein umgeben und durchströmen. Sieben Chakren, vom Kopf bis zum Ende der Wirbelsäule, »drehen sich«, um das *ki* fließen zu lassen. Jedes Chakra beeinflusst den Bereich des Körpers, in dem es sitzt. Wenn die Chakren die Energie optimal verteilen, fühlen wir uns ausgeglichen und gesund. Bewegen sie sich zu schnell oder zu langsam, zum Beispiel durch Stress, dann können Krankheiten entstehen.

Drei Diamanten

Die universelle Energie setzt sich aus himmlischem *ki* und irdischem *ki* zusammen. Verbindung zu ihr nehmen wir über Energiezentren, die *tandens* oder die drei Diamanten, auf. *Tanden*-Punkte stehen in Beziehung zu den Chakren (siehe Seite 42–43).

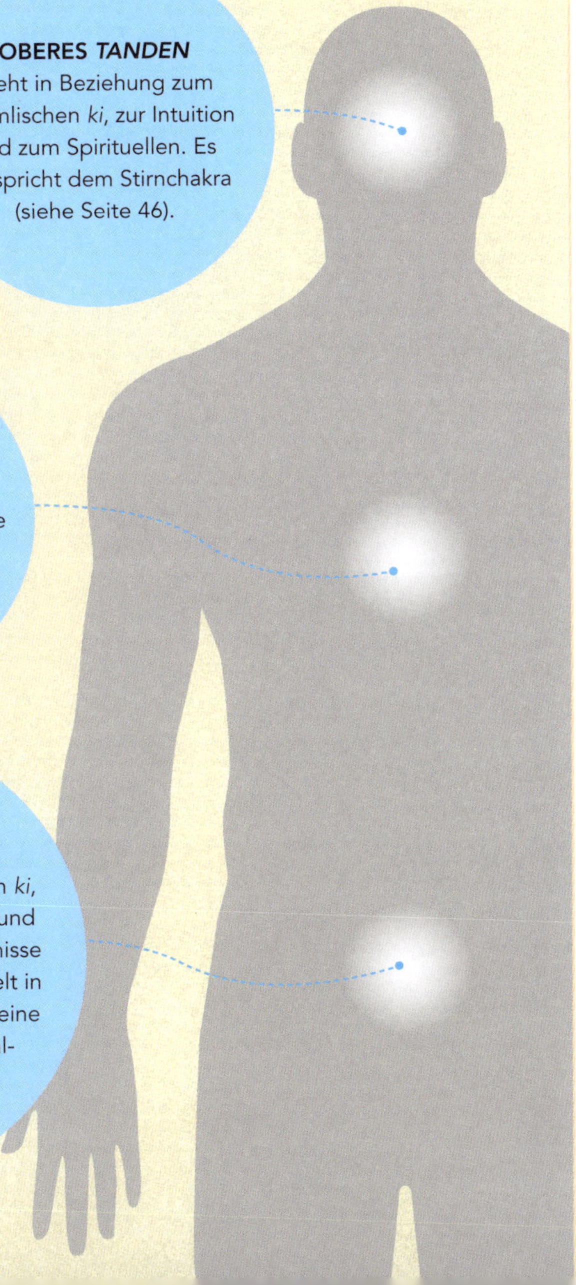

OBERES *TANDEN*

Steht in Beziehung zum himmlischen *ki*, zur Intuition und zum Spirituellen. Es entspricht dem Stirnchakra (siehe Seite 46).

MITTLERES *TANDEN*

Steht in Beziehung zum himmlischen und zum irdischen *ki*, ist Sitz der Ziele und Leidenschaften. Entspricht dem Herzchakra (siehe Seite 50).

UNTERES *TANDEN (HARA)*

Steht in Beziehung zum irdischen *ki*, ist Sitz der Energie des Körpers und zuständig für körperliche Bedürfnisse und Wohlbefinden. Das *hara* spielt in vielen Übungen in diesem Buch eine Rolle. Es entspricht dem Sakralchakra (siehe Seite 54).

REIKI ZUR HEILUNG

Menschen, die Reiki praktizieren, betrachten es als Methode zur Selbstheilung. Dabei ist es wichtig, sich der universellen Energie zu öffnen, seinen Sinnen und der eigenen inneren Weisheit zu vertrauen.

Ein Grundgedanke im Reiki lautet, dass sich Störungen der Lebensenergie körperlich, geistig, emotional und seelisch auswirken können. Gedanken, Ängste, Emotionen und Erfahrungen können Fluss und Gleichgewicht dieser Energie beeinflussen. Reiki kann stagnierende oder negative Energie aus dem Energiefeld, das sich im Körper befindet und ihn umgibt, beseitigen. Ist Reiki in den Händen spürbar, kann man sie einfach über den blockierten Bereich halten. Ebenso lässt sich Reiki einatmen, um die Lebensenergie zu lenken und den Fluss wieder in Balance zu bringen.

GANZHEITLICHE HEILUNG

Negative oder langsam fließende Energie kann verschiedene, manchmal unerwartete Effekte haben. Emotionale Unsicherheit beispielsweise kann Spannungen verursachen, die sich als Rücken- oder Schulterschmerzen bemerkbar machen. Durch Reiki lernen wir zu verstehen, wie verschiedene Bereiche unseres Seins miteinander verbunden sind. Heilung bedeutet, uns selbst, anderen und dem Universum mit Güte und Mitgefühl zu begegnen. Um das zu erreichen, setzt die Heilung auf allen vier Ebenen an.

KÖRPER
Das körperliche Befinden bildet die Grundlage. Ist der Körper im Gleichgewicht, fühlen wir uns wohl, stark und geerdet.

GEIST
Hier geht es um Intellekt und Entscheidungsfähigkeit. Ein ausgeglichener, angeregter Geist kann klar und ruhig denken.

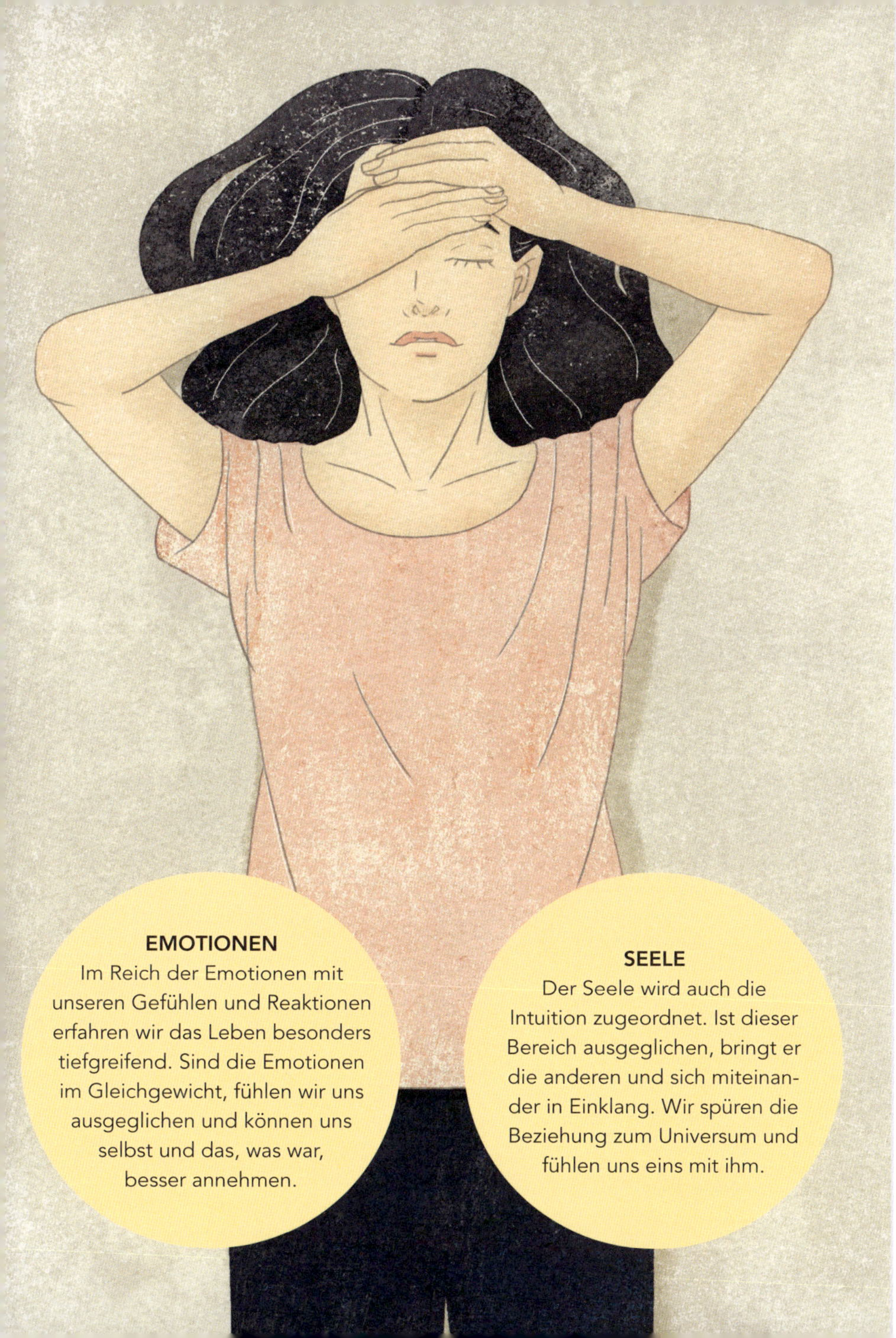

EMOTIONEN

Im Reich der Emotionen mit unseren Gefühlen und Reaktionen erfahren wir das Leben besonders tiefgreifend. Sind die Emotionen im Gleichgewicht, fühlen wir uns ausgeglichen und können uns selbst und das, was war, besser annehmen.

SEELE

Der Seele wird auch die Intuition zugeordnet. Ist dieser Bereich ausgeglichen, bringt er die anderen und sich miteinander in Einklang. Wir spüren die Beziehung zum Universum und fühlen uns eins mit ihm.

WIE WIRKT REIKI?

Reiki kann alle Lebensbereiche positiv beeinflussen. Selbst wer sich vordergründig gut fühlt, profitiert von der Stärkung seiner Energie und kann sich den Herausforderungen des Lebens leichter stellen.

Mit Reiki lassen sich akute und chronische Beschwerden und Krankheiten lindern. Die Übungen helfen auch dabei, Reaktions- und Denkmuster zu erkennen, die Sie hemmen oder die sich auf Ihre Mitmenschen auswirken. Reiki kann daher zwischenmenschliche Beziehungen verändern. Zudem hilft es in Momenten, in denen man sich ruhiger und präsenter fühlen möchte.

Die Praxis nach diesem Buch kann ihre Wirkung sofort oder erst nach einer Weile zeigen. Anfangs stellen sich vielleicht verschiedene Wahrnehmungen ein, oder Sie spüren gar nichts. Vertrauen Sie darauf, dass Reiki dorthin fließt, wo es benötigt wird, und immer mit einem höheren, guten Ziel.

VERÄNDERUNG
Kann Denkmuster verändern, den Zugang zum wahren Ich öffnen und zu einem unabhängigeren Leben verhelfen.

AUSGEGLICHENHEIT
Reguliert die Energie auf grundlegender Ebene. Harmonisiert körperliche, geistige, emotionale und seelische Seinsebenen.

WOHLBEFINDEN UND HEILUNG
Löst Blockaden und beseitigt unerwünschte Energie. Sie fühlen sich erfrischt, ausgeglichen und belastbarer. Hilft, Schmerzen zu lindern.

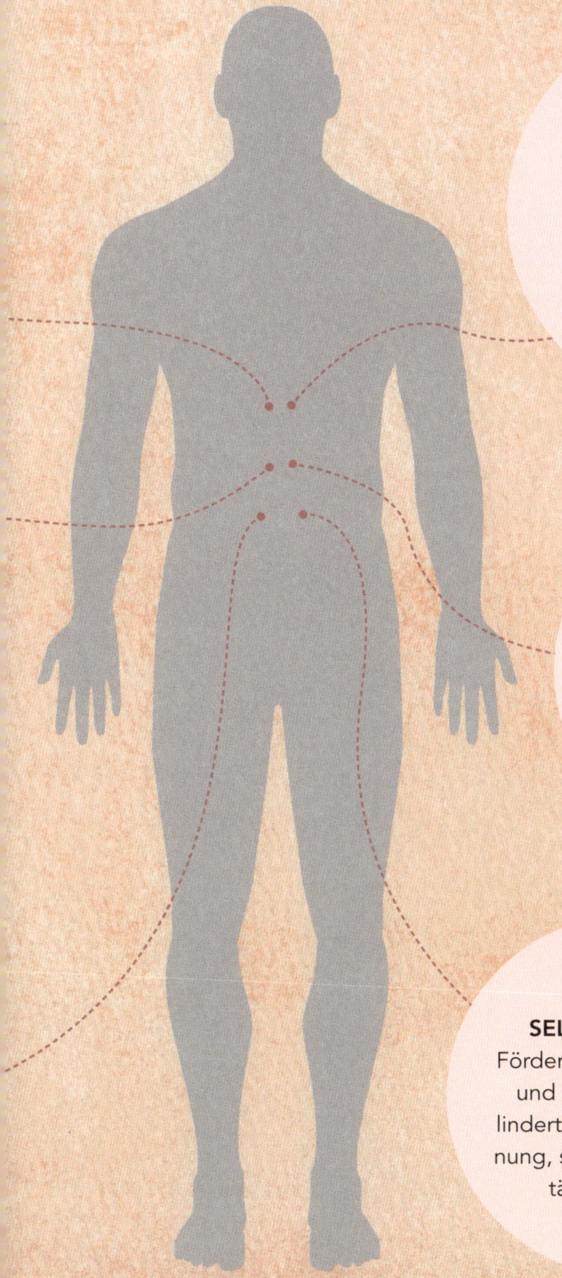

ERGÄNZENDE THERAPIE OHNE NEBENWIRKUNGEN

Kann andere Therapieformen – konventionelle und alternative – ergänzen, Nebenwirkungen lindern und die Genesung fördern.

VIELSEITIG WIRKSAM

Lässt sich allen Situationen, Herausforderungen und Problemen anpassen. Bereichert das Alltagsleben und Beziehungen.

TÄGLICHE SELBSTFÜRSORGE

Fördert tiefe Entspannung und die Schlafqualität, lindert Stress und Anspannung, stärkt geistige Vitalität und Klarheit.

REIKI ALS SYSTEM

DIE FÜNF ELEMENTE

Das Reiki-System basiert auf fünf Elementen. Sie ergeben einen einfachen und gut zugänglichen Weg, um sich selbst zu behandeln und zu heilen. Wer versteht, wie die Elemente zusammenspielen, wird sich für Reiki leichter öffnen und es besser verstehen.

DIE ELEMENTE IM ÜBERBLICK

Das Reiki-System nach Mikao Usui setzt sich aus fünf Elementen zusammen. Sie werden hier kurz vorgestellt und auf den nächsten Seiten ausführlicher erläutert.

ELEMENT 1: LEBENSREGELN

Einfache Formeln, die uns helfen, positiver und achtsamer zu leben.

ELEMENT 2: MEDITATION

Meditationen und geistige Übungen, die einen tieferen Bezug zu Reiki herstellen.

ELEMENT 3: HEILENDE HÄNDE

Übertragung der heilenden Lebensenergie durch die Handflächen als Grundlage der Anwendungen von Reiki.

ELEMENT 4: EINWEIHUNG

Wichtig, um die Reiki-Kraft im Menschen zum Fließen zu bringen und seine Energiekanäle zu öffnen.

ELEMENT 5: SYMBOLE UND MANTREN

Sie kommen bei den Einstimmungen und Einweihungen zum Einsatz, um die Energie zu verstärken.

PRAKTISCHE ANWENDUNG

Mikao Usui entwickelte fünf Elemente für die tägliche Praxis. Einsteiger werden sich zunächst vor allem mit den ersten dreien beschäftigen. Auf den Seiten 42–57 wird erklärt, wie sich die fünf Elemente in eine Reiki-Selbstbehandlung integrieren lassen. Sie spielen auch bei allen anderen wohltuenden und heilenden Übungen in diesem Buch eine Rolle, denn mit ihnen lassen sich Körper und Geist stärken und die persönliche spirituelle Entwicklung fördern.

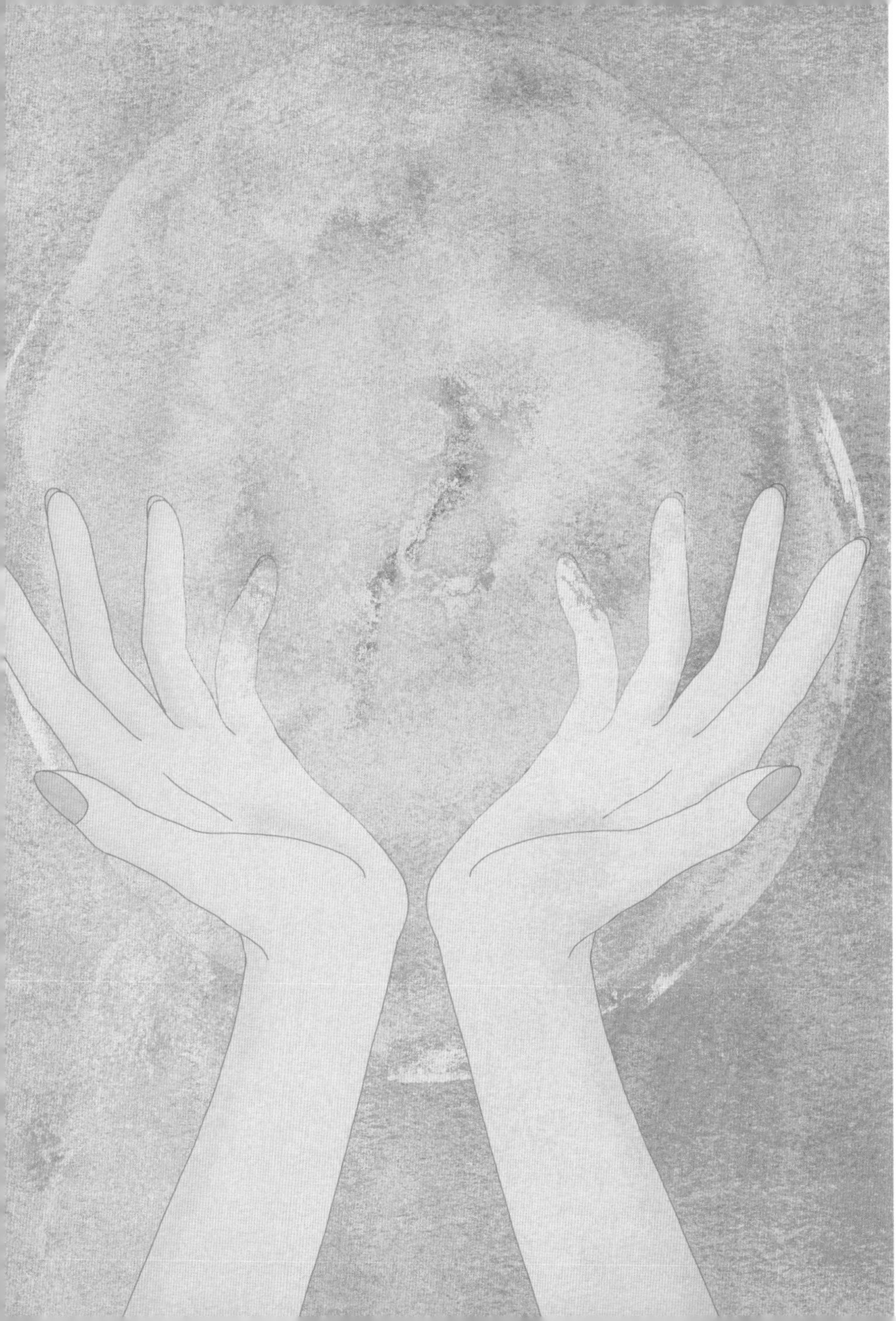

ELEMENT 1: LEBENSREGELN

Die Lebensregeln *(gokai)* im Reiki unterstützen dabei, andere Perspektiven einzunehmen, im Hier und Jetzt zu leben sowie sich selbst und andere zu lieben. Ziel ist es, diese Regeln jeden Morgen und Abend 5 Minuten lang zu rezitieren. Das erfordert Geduld, aber langfristig werden Sie dadurch lernen, achtsamer zu leben und vieles positiver zu sehen. Wenn Sie zum Beispiel zu sich sagen: »Ärgere dich nicht«, können Sie dieses Gefühl aufkommen lassen, bewusst betrachten und dann vergehen lassen. So lernen Sie allmählich, dass nur unser Ego uns veranlasst, an etwas festzuhalten, was für unser wahres Ich nicht nützlich ist. Notieren Sie in einem Tagebuch Emotionen, Erkenntnisse und Veränderungen, die Ihnen auffallen.

… ärgere dich nicht

Diese Regel hilft zu verstehen, was hinter Zorn und Ärger steckt, und unterstützt uns dabei, bessere Wege zu finden, um negative Emotionen auszudrücken.

… sorge dich nicht

Das Leben bringt immer neue Herausforderungen mit sich, Sorgen können uns zusätzlich belasten. Diese Regel hilft, darauf zu vertrauen, dass schwierige Situationen gut ausgehen.

Gerade an diesem heutigen Tag …

Damit beginnt jede Lebensregel. Die Formel erinnert uns daran, ganz im Hier und Jetzt zu sein.

… sei dankbar

Diese Regel verhilft zu einer positiven Geisteshaltung, da wir uns täglich selbst die kleinsten Segnungen bewusst machen.

… arbeite ehrlich und hart

Diese Regel hilft, geschmeidig und leicht durchs Leben zu gehen und jeder Aufgabe (auch sich selbst) alle Aufmerksamkeit zu widmen, die sie verdient.

… sei freundlich zu allen, auch zu dir selbst

Bedingungslose Freundlichkeit in dem Wissen, dass wir alle miteinander verbunden sind, stärkt die Fähigkeit, Sinn und Freude im Leben zu finden.

ELEMENT 2: MEDITATION

Reiki ist eine wunderbare, meditative Methode. Wir meditieren, um uns für das *ki* empfänglich zu machen und unsere Verbindung zum Reiki zu vertiefen. So finden wir innere Ruhe und letztendlich unser wahres Ich.

Meditation bedeutet nichts anderes, als unser Bewusstsein und Handeln ganz auf das Hier und Jetzt zu konzentrieren.

Je mehr es gelingt, geistige Klarheit, emotionale Ruhe und einen harmonischen Gesamtzustand zu erreichen, desto tiefer ist die Verbindung zum Reiki. Dazu gehört auch, die Sorgen oder Zweifel, ob sich dieser Zustand überhaupt erreichen lässt, anzunehmen. Vor allem Einsteiger brauchen Übung und Geduld. Es ist normal und völlig in Ordnung, wenn Sie sich unruhig fühlen oder Ihnen ablenkende Gedanken durch den Kopf gehen.

Im Augenblick zu bleiben lässt sich üben, indem wir uns bewusst auf unsere Atmung konzentrieren. Wenn Sie Widerstände wahrnehmen, versuchen Sie die Erfahrung so anzunehmen, wie sie ist, und setzen die Meditation bis zum Ende fort.

ABSICHT FESTLEGEN

Im Reiki ist es wesentlich, zu Beginn der Praxis bewusst eine Absicht zu formulieren, um während der Meditation ganz präsent zu sein. Fassen Sie in Worte, was geschehen soll. Dadurch zeigen Sie Ihr Vertrauen, dass die universale Energie dahin fließt, wo sie gebraucht wird.

ENERGIE SPÜREN

Meditationen wie *gasshō* (siehe Seite 30–31) tragen dazu bei, uns für Reiki zu öffnen. Reiki kann als Wärme in den Handflächen spürbar werden, als gesteigerte Energie in der direkten Umgebung oder auf andere Weise. Die Wahrnehmungen sind individuell und sehr verschieden.

»Im Augenblick zu bleiben lässt sich üben, indem wir uns bewusst auf unsere Atmung konzentrieren.«

Meditieren können Sie überall und jederzeit. Ihre Konzentration stärken Sie, indem Sie sich Ihre Haltung und Ihre Atmung bewusst machen. Viele Übungen in diesem Buch beginnen mit der *gasshō*-Haltung (siehe Seite 30–31). Die zusammengelegten Handflächen helfen, sich zu sammeln und sich für die Reiki-Energie zu öffnen. Andere Übungen beginnen mit Meditationen wie *Kenyoku Hō* (»Trockenbaden«, siehe Seite 60–61) und *Hatsurei Hō* (»den Geist reinigen«, siehe Seite 62–63). Das Trockenbaden soll vor oder auch nach einer Meditation helfen, die Energiekanäle zu säubern, während die Reinigungsmeditation den Atem nutzt, um Negatives loszulassen und die spirituelle Erfahrung zu vertiefen.

MEDITATION

Haltung

Mit *gasshō* (»zwei zusammengekommene Hände«) beginnen viele Übungen in diesem Buch. Man nimmt diese Haltung ein, um Reiki zu empfangen, die eigenen Energien zu bündeln und Yin und Yang in Einklang zu bringen. Die Handhaltung hilft, sich zu konzentrieren und die kosmischen und irdischen Energien im Herzen zusammenfließen zu lassen.

BEQUEM SITZEN

Wo immer Sie auch meditieren, ganz wichtig ist eine bequeme Haltung. Sie können knien oder den Schneidersitz einnehmen. Wenn Sie auf einem Stuhl sitzen, stehen die Füße flach auf dem Boden. Richten Sie die Wirbelsäule auf, damit Reiki ungehindert fließen kann. Eine traditionelle japanische Meditationshaltung heißt *seiza*: Dabei knien Sie auf dem Boden, die Füße sind gestreckt, die Fußsohlen zeigen nach oben. Das Gesäß ruht zwischen den Füßen auf dem Boden.

01

Sitzen Sie still und bequem in der für Sie angenehmen Haltung. Den Rücken aufrichten. Die Augen schließen und langsam durch die Nase atmen.

02

Handflächen und Finger zusammenlegen und auf Herzhöhe anheben. Die Hände können die Brust berühren.

03

Mindestens 5 Minuten in dieser Haltung bleiben, bis Sie Reiki in den Händen spüren. Auf die Atmung und auf die sich berührenden Spitzen der Mittelfinger konzentrieren.

04

Zum Beenden Reiki danken, Augen öffnen und Hände entspannen.

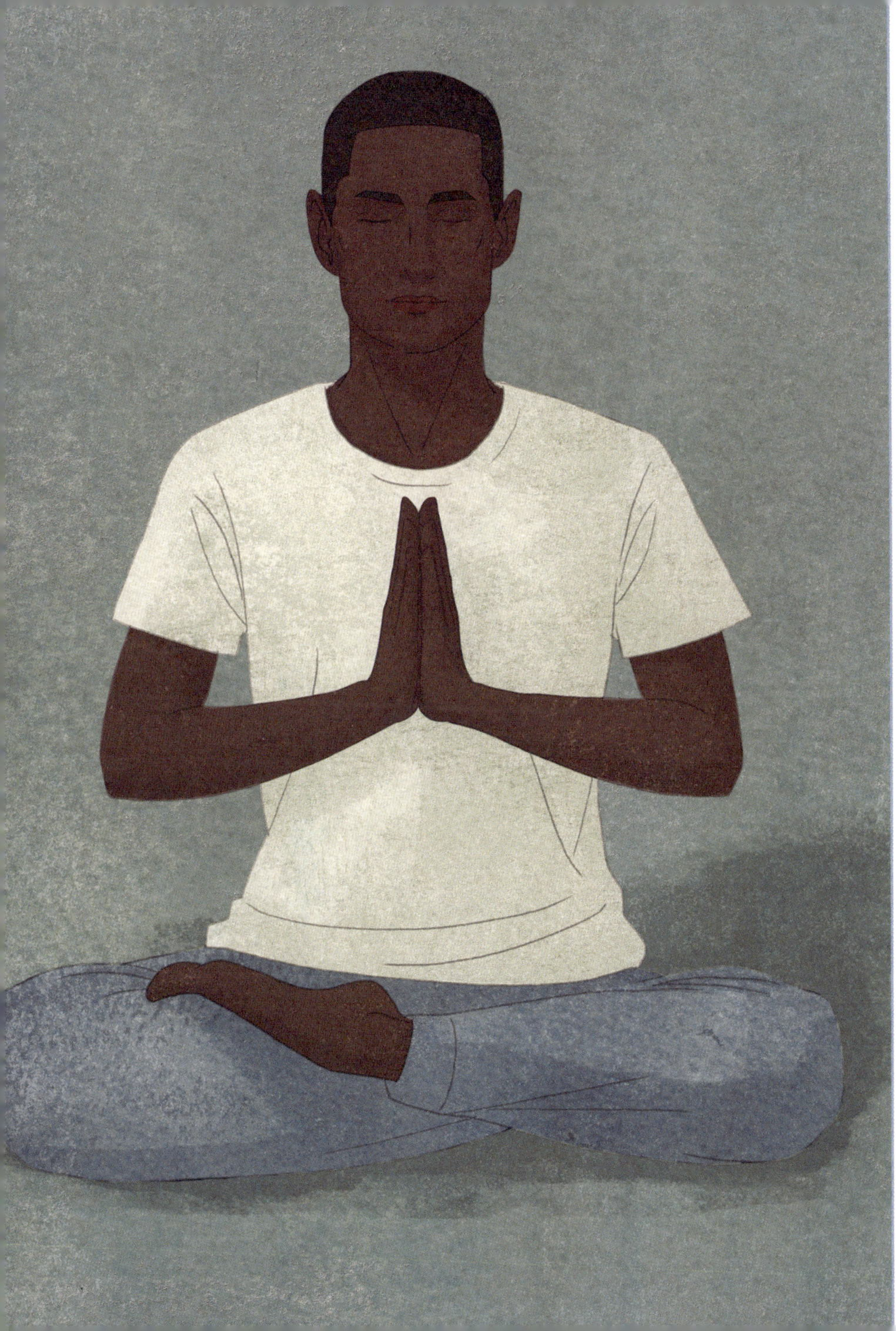

MEDITATION

Atmung

Die Atmung spielt bei der Reiki-Meditation eine wichtige Rolle. Üben Sie, kontrolliert und tief zu atmen, um Körper, Geist und Seele in Einklang zu bringen.

Beim Meditieren nehmen wir Reiki mit der Atemluft auf. Wir stellen uns vor, wie sie durch uns hindurchströmt und uns ganz erfüllt. Mit dem Ausatmen lassen wir alles los, was wir nicht mehr benötigen. Spüren Sie bei jedem Einatmen nach, wie Reiki Sie erfüllt.

Sofern nichts anderes angegeben ist, können Sie selbst entscheiden, wie Sie atmen. Die Nasenatmung wirkt entspannend und ausgleichend, die Mundatmung dagegen belebend und befreiend. Sie können auch durch die Nase ein und durch den Mund ausatmen – oder umgekehrt. Atmen Sie zu Beginn der Meditation bewusst und achten Sie darauf, wie sich Ihr Körper hebt und senkt.

INS *HARA* ATMEN

In manchen Übungen soll ins *hara* geatmet werden – in den unteren Bauch, wo die Hauptenergiequelle des Körpers sitzt (siehe Seite 54–55). Der Atem wird dorthin gelenkt, um sich geistig, körperlich und seelisch zentriert zu fühlen und sich dem *ki* besonders gut zu öffnen. Atmen Sie zuerst tief durch die Nase ein. Lassen Sie die Luft in den Bauch strömen, spüren Sie, wie er sich nach außen wölbt. Weiter einatmen, dabei die Lungen und den restlichen Körper mit Luft und Reiki füllen. Dann atmen Sie langsam und vollständig aus, nutzen Sie dabei auch Ihre Bauchmuskeln.

DIE HÄNDE EINSETZEN

Manchmal soll durch die Hände oder in ein bestimmtes Chakra oder Energiezentrum geatmet werden. In diesem Fall atmen Sie durch Nase oder Mund, legen aber die Hände an die angegebene Stelle, um die Wirkung der Atmung zu verstärken. Atmung, Absicht und das durch die Handflächen strömende *ki* wirken hierbei gemeinsam (siehe Seite 34–35).

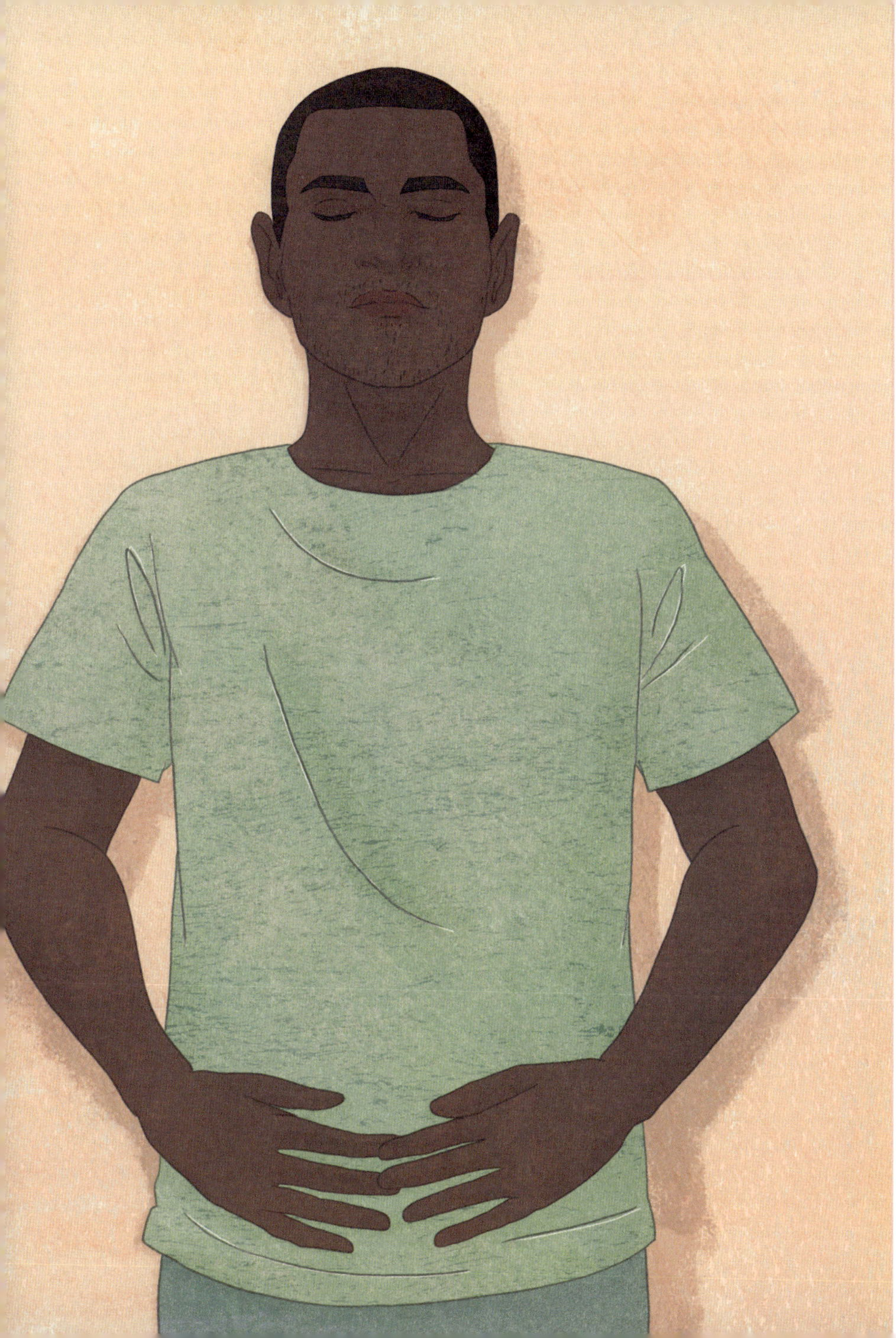

ELEMENT 3: HEILENDE HÄNDE

Das dritte Element im Reiki-System sind die heilenden Hände oder *tenohira*. Mit dieser Technik kann man sich selbst oder anderen durch die Handflächen heilendes oder einfach wohltuendes *ki* spenden.

Die heilende Kraft von Berührungen ist seit Menschengedenken bekannt. Wenn wir uns verletzen, legen wir intuitiv die Hand auf die schmerzende Stelle oder reiben sie. Verspürt eine andere Person Schmerzen, können wir sie durch Berührung trösten und stärken. Die meisten Menschen nehmen die Lebensenergie erstmalig über ihre Hände wahr. Beim Empfangen von Reiki können die Hände kribbeln, warm werden, sich schwerer oder leichter anfühlen. Wir benutzen die Hände auch, um *ki* zu spenden.

HANDHALTUNG

Wenn Sie die Handhaltungen für eine vollständige Reiki-Selbstbehandlung üben (siehe Seite 42–57), gewöhnen Sie sich daran, mit Ihren Händen Reiki zu geben. Ihre Hände wirken wie ein Kanal für die Energie, sie fließt dorthin, wo sie benötigt wird.

DER INTUITION FOLGEN

Wenn Sie sich öfter selbst mit den Händen Reiki geben, fühlen Sie vielleicht den Drang, etwas länger in einer Position zu bleiben oder sich einem Bereich zuzuwenden, dessen Behandlungsbedarf Sie zuvor nicht erkannt hatten. Hören Sie auf Ihre Intuition und lassen Sie sich von Reiki leiten.

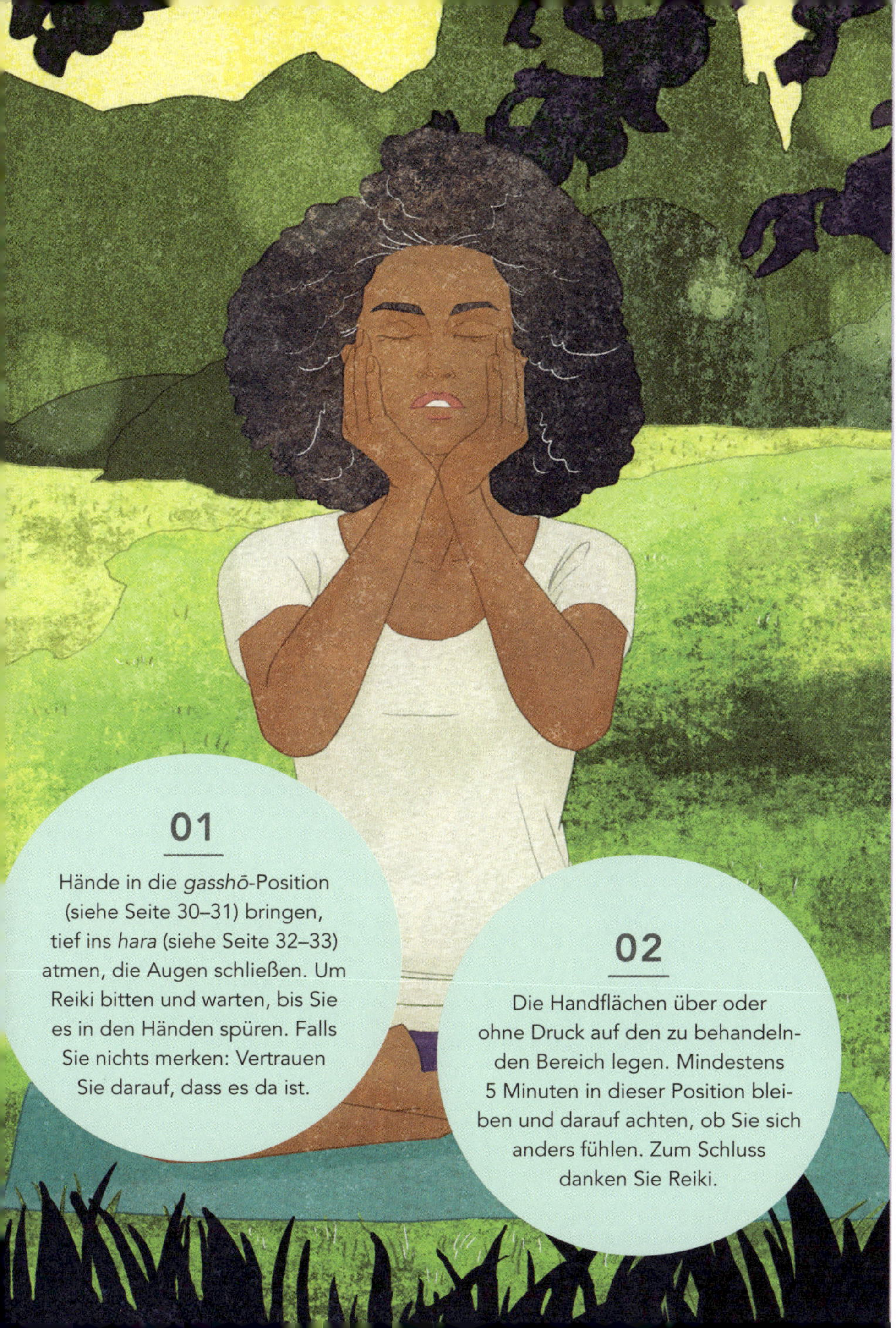

01

Hände in die *gasshō*-Position (siehe Seite 30–31) bringen, tief ins *hara* (siehe Seite 32–33) atmen, die Augen schließen. Um Reiki bitten und warten, bis Sie es in den Händen spüren. Falls Sie nichts merken: Vertrauen Sie darauf, dass es da ist.

02

Die Handflächen über oder ohne Druck auf den zu behandelnden Bereich legen. Mindestens 5 Minuten in dieser Position bleiben und darauf achten, ob Sie sich anders fühlen. Zum Schluss danken Sie Reiki.

ELEMENT 4: EINWEIHUNG

Bevor Sie Reiki zur Selbstbehandlung anwenden können, müssen Sie befähigt werden, die universelle Energie zu empfangen. Dies geschieht durch die Einweihung.

Die Einweihung ist ein Ritual, bei dem der Reiki-Meister die universelle Energie mit seinem Schüler teilt. Sie gehört zur westlichen Richtung der Reiki-Lehre *(usui shiki ryoho)*, weltweit das meistpraktizierte Ausbildungssystem. Während der Ausbildung finden mehrere Einweihungen statt, manchmal werden dabei Symbole und Mantren eingesetzt (siehe Seite 38–39).

Die östliche Richtung *(usui reiki ryoho)* beschränkt sich auf eine Segnung des Schülers durch den Meister, die *reiju* genannt wird. *Reijus* sind auch üblich, wenn sich eine Reiki-Gemeinschaft versammelt, um *ki* zu teilen.

Einweihungen und *reijus* dienen dazu, uns auf die universelle Energie einzustimmen, die immer in uns ist und uns umgibt. Nach der ersten Einweihung sind Sie jederzeit empfänglich für Reiki. Wer seine Fähigkeiten erweitern will, kann mit jedem Reiki-Grad verschiedene Aspekte der fünf Elemente und unterschiedliche Einweihungen kennenlernen.

»Durch die Einweihung wird der Schüler befähigt, die allgegenwärtige universelle Energie zu empfangen.«

REIKI-GRADE

Grad 1 (*Shoden*) Mit der Einweihung in den ersten Grad wird die universelle Energie für immer aktiviert. Der Schüler kann nun sich selbst und anderen Reiki geben.

Grad 2 (*Okuden*) Mit der Einweihung in den zweiten Grad wird die Reiki-Energie verstärkt. Hinzu kommen Symbole und Mantras, die die Wirkung von Reiki-Anwendungen verstärken. Unter anderem lernt man auch, Reiki unabhängig von Raum und Zeit anzuwenden.

Grad 3 (*Shinpiden*) Mit der Einweihung in den Meistergrad werden die persönliche Entwicklung, das Verständnis der fünf Säulen und des Universums vertieft. Der Meister kann Reiki lehren und Schüler einweihen.

ELEMENT 5: SYMBOLE UND MANTREN

Symbole *(shirushi)* und Mantren *(jumon)* bilden gemeinsam die fünfte Säule des Reiki-Systems. Sie werden von Schülern und Praktizierenden verwendet, die den zweiten oder dritten Grad erreicht haben.

Die vier Symbole unterstützen die Schüler dabei, sich zu konzentrieren, wie Schlüssel öffnen sie Türen zu höheren Geistesebenen. Zudem aktivieren sie bestimmte Formen heilender Energie und sind Bestandteil von Meditationspraktiken, deren Heilwirkung auf dem Mantrengesang beruht. Aktiviert wird ein Symbol, indem man es in die Luft zeichnet und dabei das dazugehörige Mantra singt. Dieser Vorgang wird dreimal wiederholt.

Das Mantra ist eine Phrase der japanischen Kanji-Schrift, die das Wesentliche des Symbols zum Ausdruck bringt. Als *kotodama* (»Sprache des Geistes«) werden die phonetischen Vokale der Mantren still oder hörbar gesungen. Die Heilwirkung beruht darauf, dass bestimmte kosmische Schwingungen angesprochen werden.

KRAFTSYMBOL

MANTRA *Cho Ku Rei*
Aussprache »Scho Ko Reh«

KOTODAMA O-U-E-I

BEZUG Irdisches *ki*, Natur

ANWENDUNG Aktivierung männlicher und weiblicher Energie, Zugang zur inneren Kraft, fördert Problemlösungen, wirkt überwiegend auf der physischen Körperebene

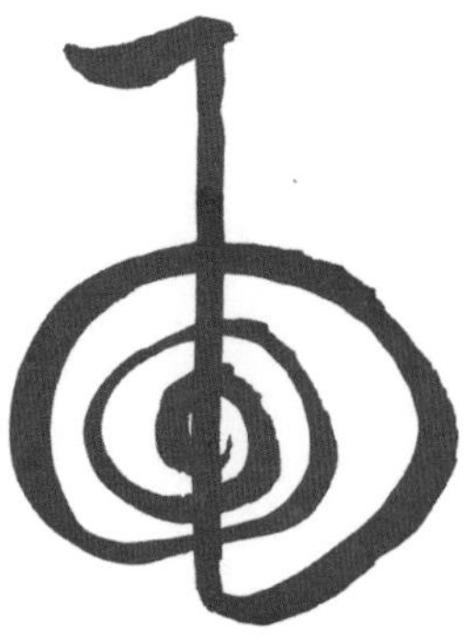

HARMONIESYMBOL

MANTRA *Sei He Ki*
Aussprache »Seh Heh Ki«

KOTODAMA E-I-E-KI

BEZUG Himmlisches *ki*

ANWENDUNG Aktiviert Energie zur Heilung geistiger und emotionaler Probleme, Loslassen von seelischen Blockaden und Kindheitstraumata

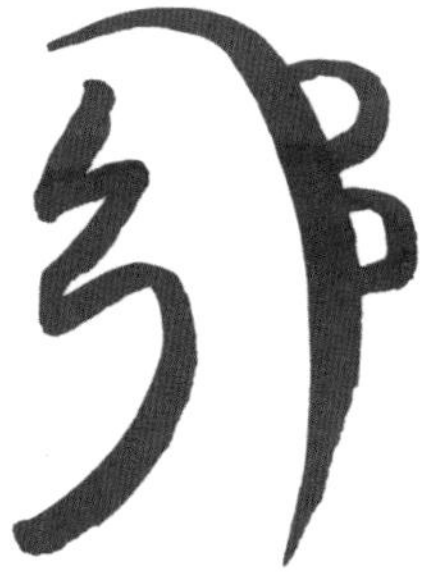

KONTAKTSYMBOL

MANTRA *Hon Sha Ze Sho Nen*
Aussprache »Hon Scha Se Scho Nen«

KOTODAMA (H)O-A-ZE-(H)O-NE

BEZUG
Herz-*ki*,
Ganzheit

ANWENDUNG
Überwindet Raum und Zeit, kann genutzt werden, um heilende Lebensenergie an Menschen zu senden, die räumlich nicht anwesend sind

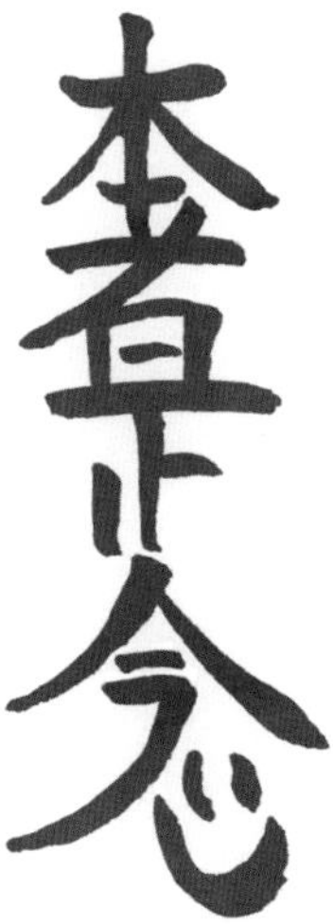

SYMBOL DES GROSSEN LICHTS

MANTRA *Dai Kōmyō*
Aussprache »Dai Ko Mio«

KOTODAMA A-I-KO-YO

BEZUG Authentisches Ich, wahre Natur

ANWENDUNG
Meistersymbol (es wird also erst im Meistergrad übermittelt), erschließt die volle Kraft des Usui-Reikis und führt letztlich zu einem Zustand der Erleuchtung *(satori)*

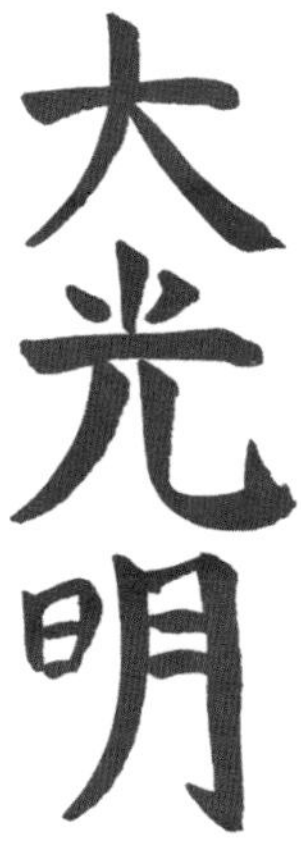

GANZBEHANDLUNG

Gemeinsam mit den fünf Elementen stellt die Ganzbehandlung die Grundlage der Praxis zur Selbstheilung dar. Mit den Händen werden die Chakren harmonisiert, sodass alle Seinsebenen von Lebensenergie durchströmt werden.

GANZBEHANDLUNG

Wer täglich eine Reiki-Ganzbehandlung durchführt, kann Zugang zu seinem Inneren finden und Energieblockaden erkennen, die Körper, Geist und Seele betreffen. Danach können andere Behandlungen und Meditationen folgen, die sich auf bestimmte Probleme richten.

Diese Herangehensweise eignet sich gut, um mit Reiki zu beginnen. Angesprochen werden dabei die sieben Chakren. Eine Ganzbehandlung kann bewirken, dass Sie sich ruhig, erfrischt und aufnahmefähig fühlen und möglicherweise besser schlafen. Andererseits kann Müdigkeit auftreten, weil eventuell Emotionen verstärkt werden. Vertrauen Sie auf die wohltuende Wirkung von Reiki, üben Sie weiter und lassen Sie Ihrem Körper Zeit, sich darauf einzustellen.

GUT ZU WISSEN

NUTZEN Gegen Blockaden, Schmerzen und Anspannung; für Ausgeglichenheit, Harmonie und tiefere Meditation; Vorbereitung auf andere Behandlungen

ZEIT 40 Minuten, wann immer es in Ihren Tagesablauf passt

VORBEREITUNG Wählen Sie einen angenehmen Platz, beginnen Sie mit Trockenbaden (siehe Seite 60–61).

01

Sie liegen auf dem Rücken, Ihre Beine sind leicht gespreizt. Die Augen schließen und die Hände in die *gasshō*-Haltung (siehe Seite 30–31) bringen. Langsam und tief durch die Nase ein- und durch den Mund ausatmen. Fahren Sie fort, bis Sie Reiki spüren.

02

Legen Sie die Hände auf das Kronenchakra (siehe Seite 44–45) und lassen Sie Reiki mindestens 3–4 Minuten wirken.

03

Lassen Sie Reiki wie in Schritt 2 auf die anderen Chakren (siehe Seite 44–57) wirken. Gehen Sie dabei von oben nach unten vor.

04

Zuletzt die Hände wieder in die *gasshō*-Stellung bringen und Reiki danken. Mit erneutem Trockenbaden abschließen.

Die Chakren
Die sieben Chakren sind wichtige Energiezentren des Körpers. Jedes beeinflusst einen anderen Aspekt der körperlichen, geistigen, emotionalen und seelischen Gesundheit.

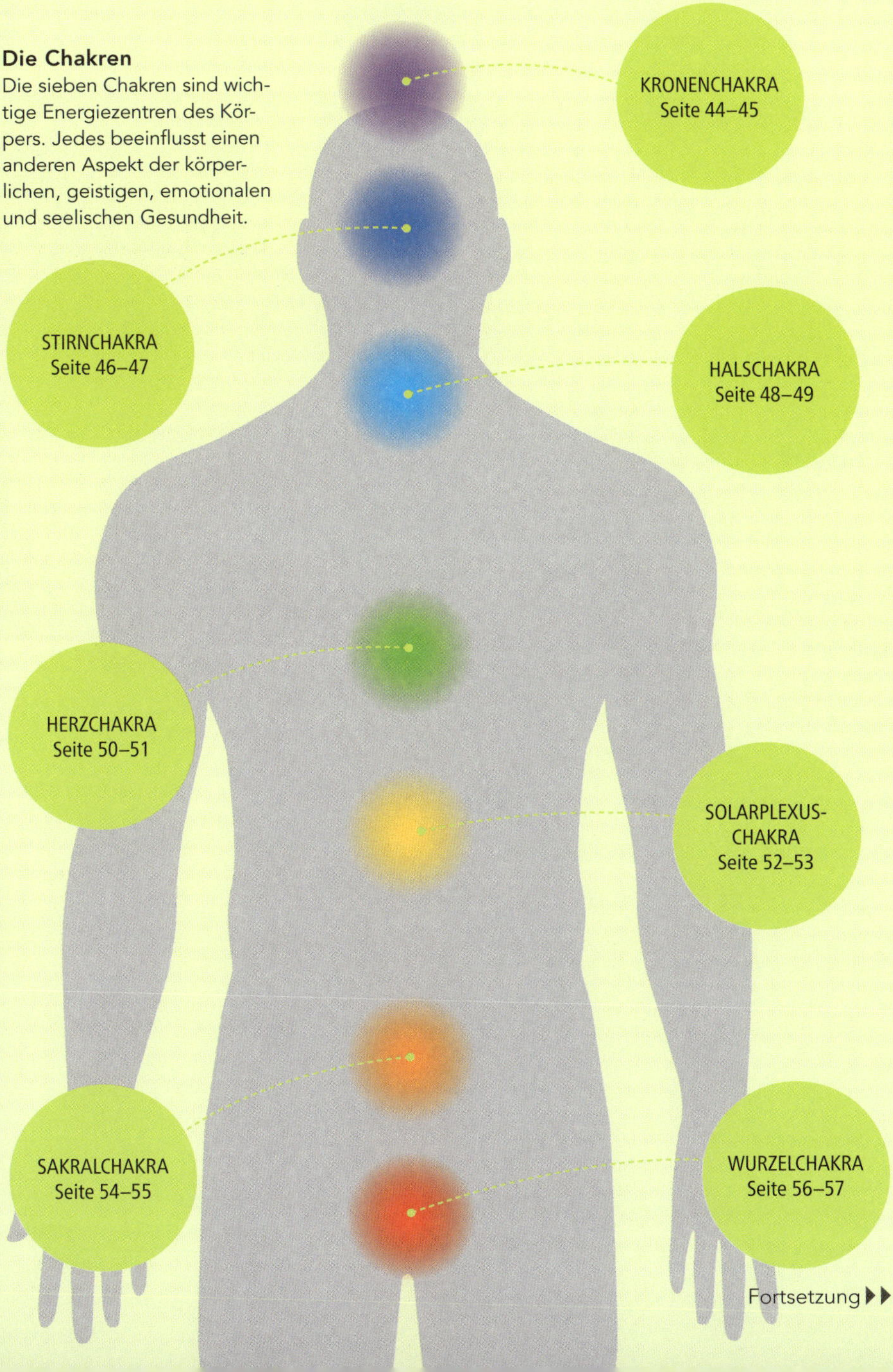

Fortsetzung ▸▸

GANZ-BEHANDLUNG 1

Kronenchakra

Dieses Chakra ist der Sitz der Spiritualität, der Bewusstheit und des universellen Bewusstseins. Indem Sie durch Reiki Ihr spirituelles Bewusstsein verstärken, fühlen Sie sich mit dem Universum vereint. Mit der Zeit lernen Sie so, Ihr Ego loszulassen und Ihr authentisches Ich zu entdecken.

WO UND WOFÜR?

Das Kronenchakra befindet sich mittig auf dem Oberkopf. Es steht in Beziehung zum Gehirn, zum Nervensystem sowie zur generellen Gesundheit.

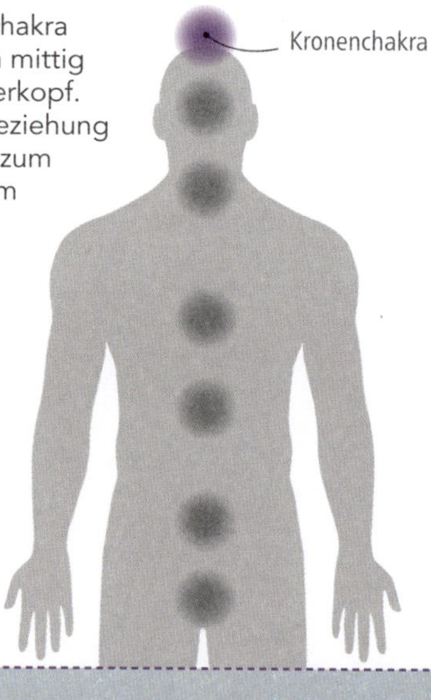

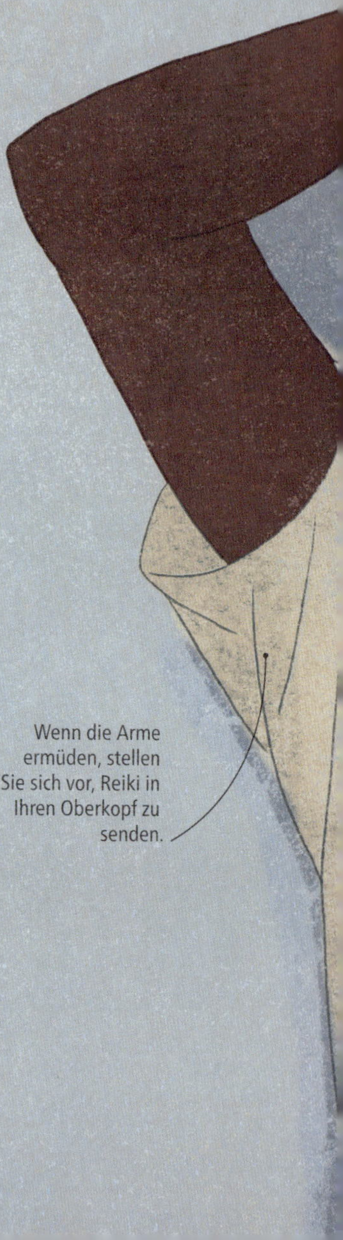

Wenn die Arme ermüden, stellen Sie sich vor, Reiki in Ihren Oberkopf zu senden.

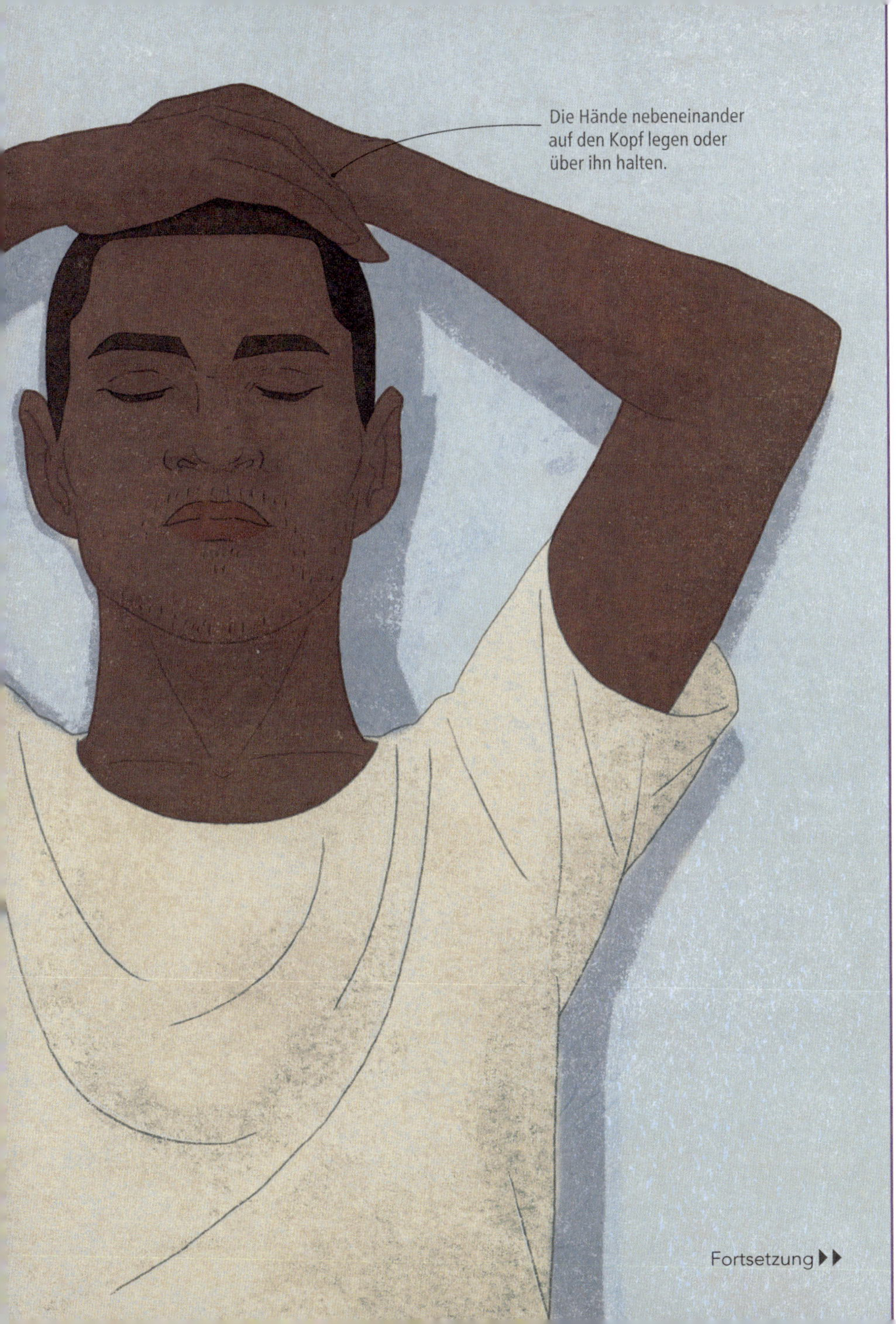

Fortsetzung ▸▸

GANZ-BEHANDLUNG 2

Stirnchakra

Dies ist das Chakra der Wahrnehmung, der Intuition und der Erkenntnis. Durch Reiki können Sie Ihre Intuition stärken. So können Sie sich langfristig besser auf Ihre innere Stimme verlassen und Führung aus dem Reich des Spirituellen erhalten.

WO UND WOFÜR?

Das Stirnchakra (auch drittes Auge) befindet sich auf der Stirn zwischen den Augenbrauen. Im Reiki ist dies das obere *tanden* (siehe Seite 14–15). Es ist mit dem Sehen und Hören verbunden, zudem mit der Zirbeldrüse, die den Hormonhaushalt reguliert.

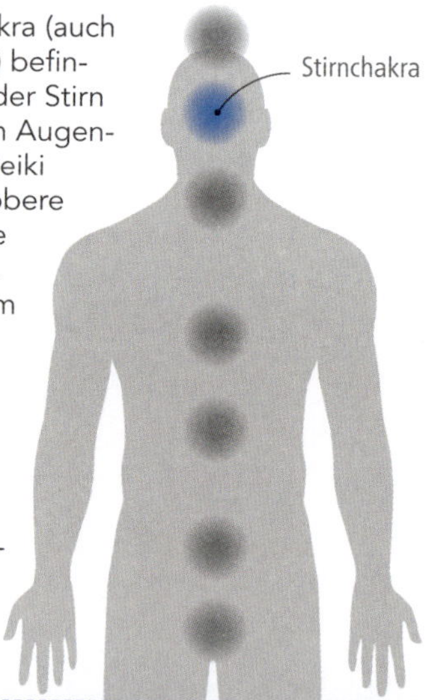

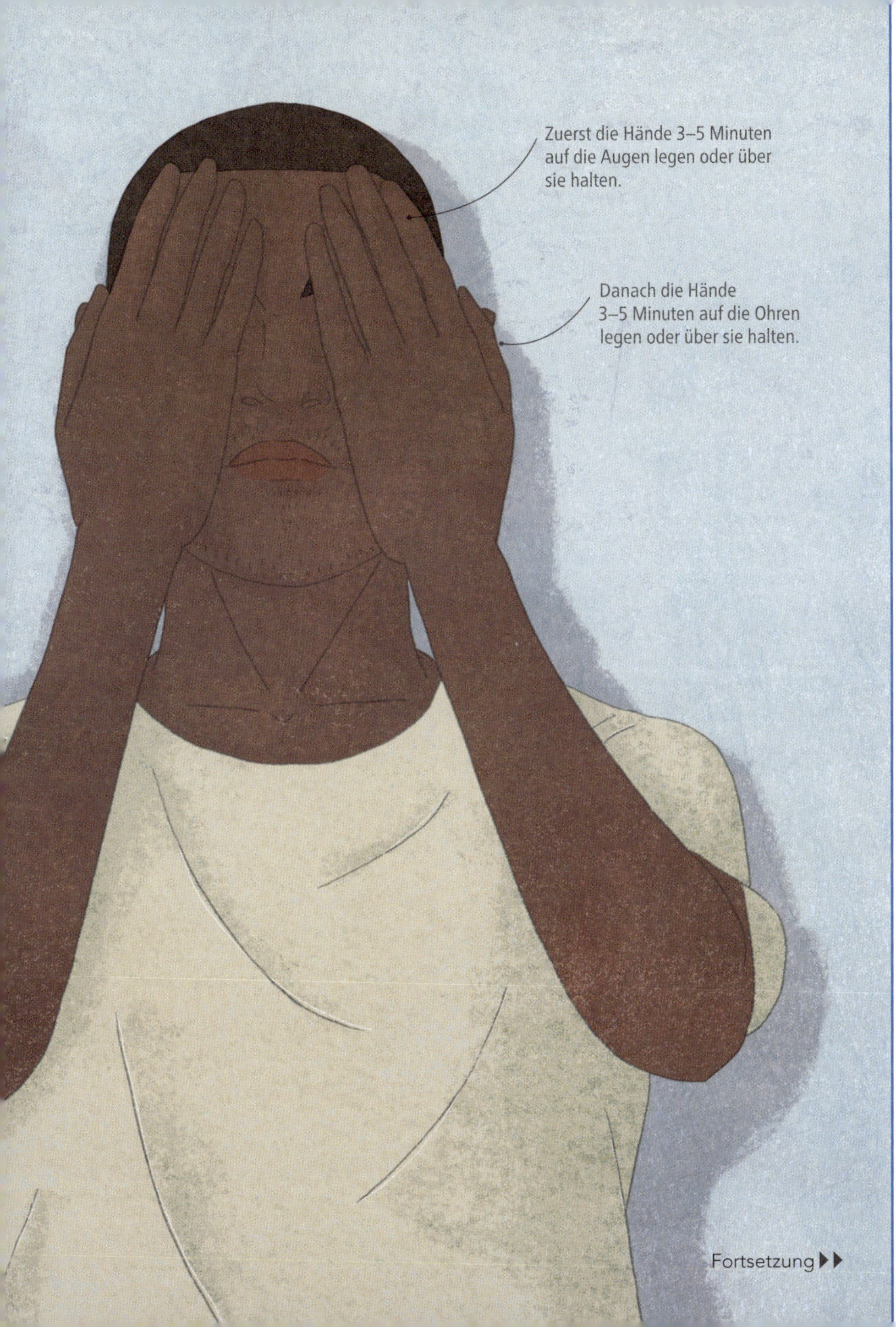
Zuerst die Hände 3–5 Minuten auf die Augen legen oder über sie halten.
Danach die Hände 3–5 Minuten auf die Ohren legen oder über sie halten.

Fortsetzung ▶▶

GANZ-BEHANDLUNG 3

Halschakra

Dies ist das Chakra des Ausdrucks und der Kommunikation auf physischer wie auf emotionaler Ebene. Wenn beim Reiki die Hände auf oder um den Hals gelegt werden, lösen sich Muskelverspannungen und Energieblockaden, und Sie können sich offener und klarer ausdrücken.

WO UND WOFÜR?

Das Halschakra befindet sich unter dem Kinn am Hals. Es steht in Bezug zu den Emotionen, zur Schilddrüse und zum endokrinen System.

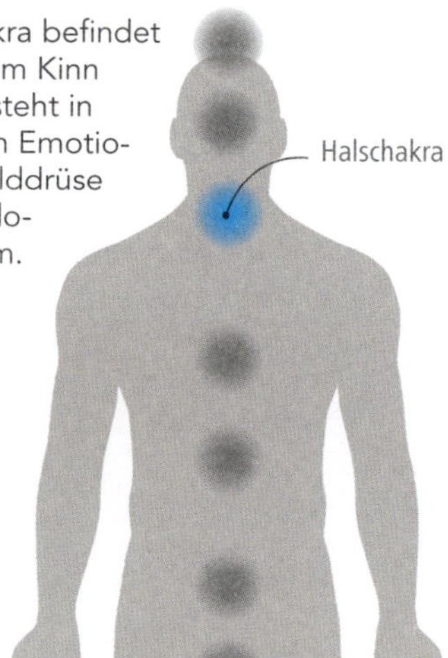

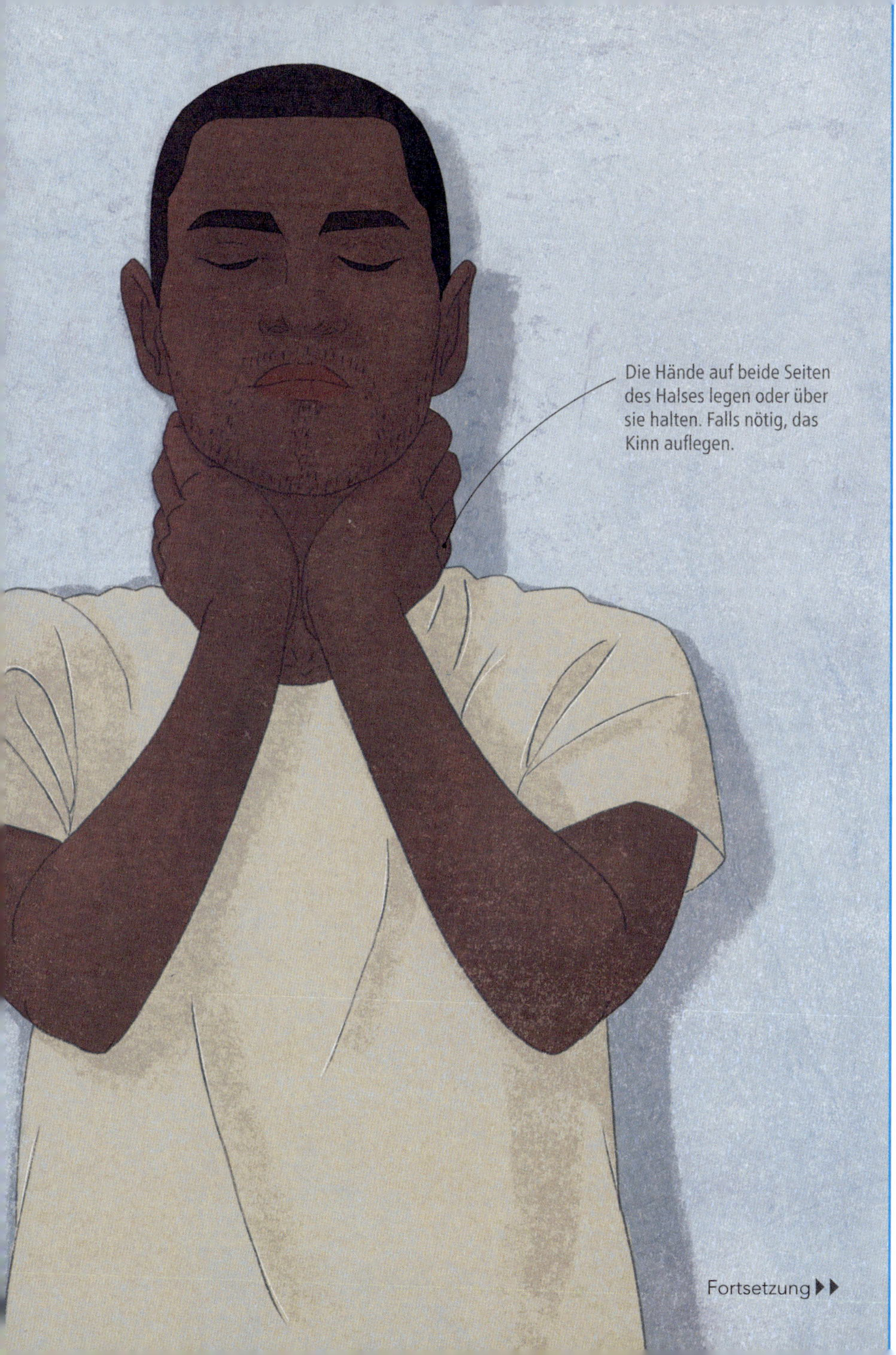
Die Hände auf beide Seiten des Halses legen oder über sie halten. Falls nötig, das Kinn auflegen.

Fortsetzung ▸▸

GANZ-BEHANDLUNG 4

Herzchakra

Dies ist das Chakra der bedingungslosen Liebe und der Ort, wo das himmlische und das irdische *ki* zusammenfließen. Reiki kann das innere Gleichgewicht und das Mitgefühl stärken und dabei helfen, negative Emotionen wie Zorn oder Eifersucht loszulassen. Zudem kann es den Zugang zur eigenen Kreativität öffnen.

WO UND WOFÜR?

Das Herzchakra befindet sich in der Mitte der Brust. Es steht in Bezug zu Herz, Lunge und Atmung. Im Reiki entspricht ihm das mittlere *tanden* (siehe Seite 14–15).

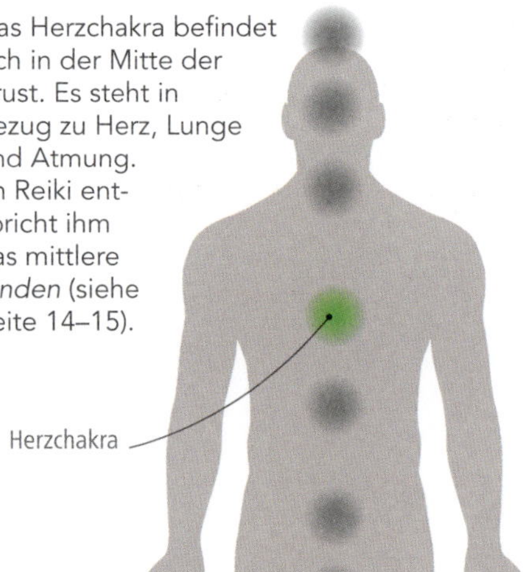

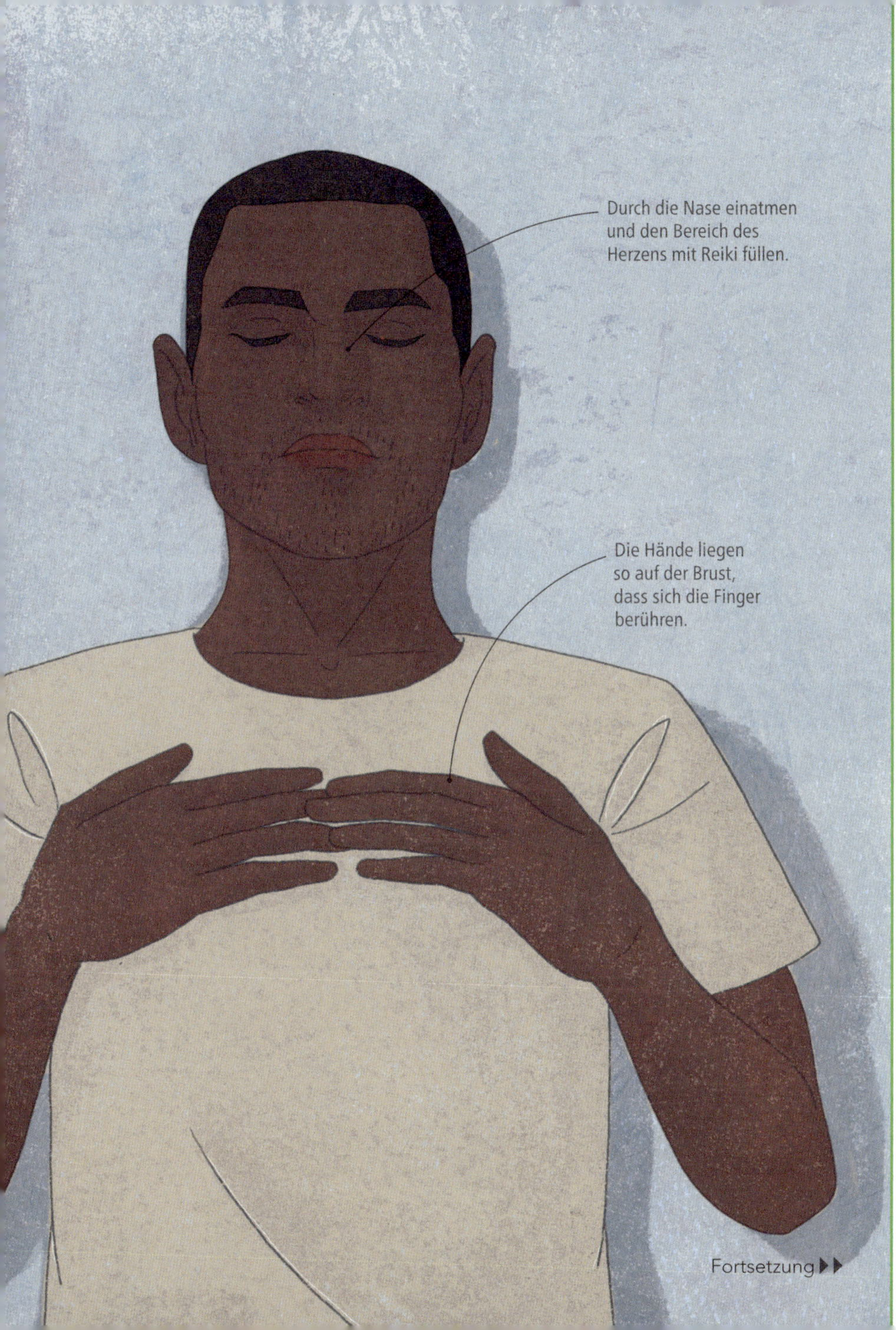
Durch die Nase einatmen
und den Bereich des
Herzens mit Reiki füllen.
Die Hände liegen
so auf der Brust,
dass sich die Finger
berühren.

Fortsetzung ▶▶

GANZ-BEHANDLUNG 5

Solarplexuschakra

Dieses Chakra ist mit Selbstachtung, Wille, Macht und Konzentration verbunden. Reiki-Energie, die auf dieses Chakra wirkt, kann Probleme wie Depression, Unentschlossenheit oder fehlende Willenskraft lindern und so zu mehr Selbstvertrauen und persönlicher Kraft verhelfen.

Lassen Sie während der ganzen Behandlung beim Ausatmen Stimmungen und Emotionen los, die Sie nicht mehr benötigen.

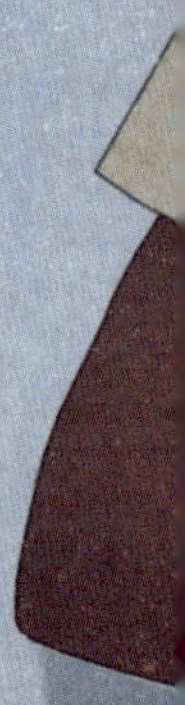

WO UND WOFÜR?

Das Solarplexuschakra befindet sich in der Mitte des Rumpfs, etwa zwischen Bauchnabel und Brustbein. Es beeinflusst die Gesundheit der Organe, die für die Verdauung zuständig sind.

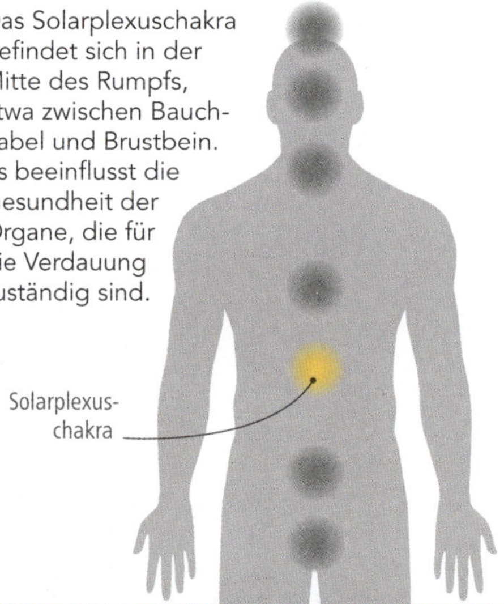

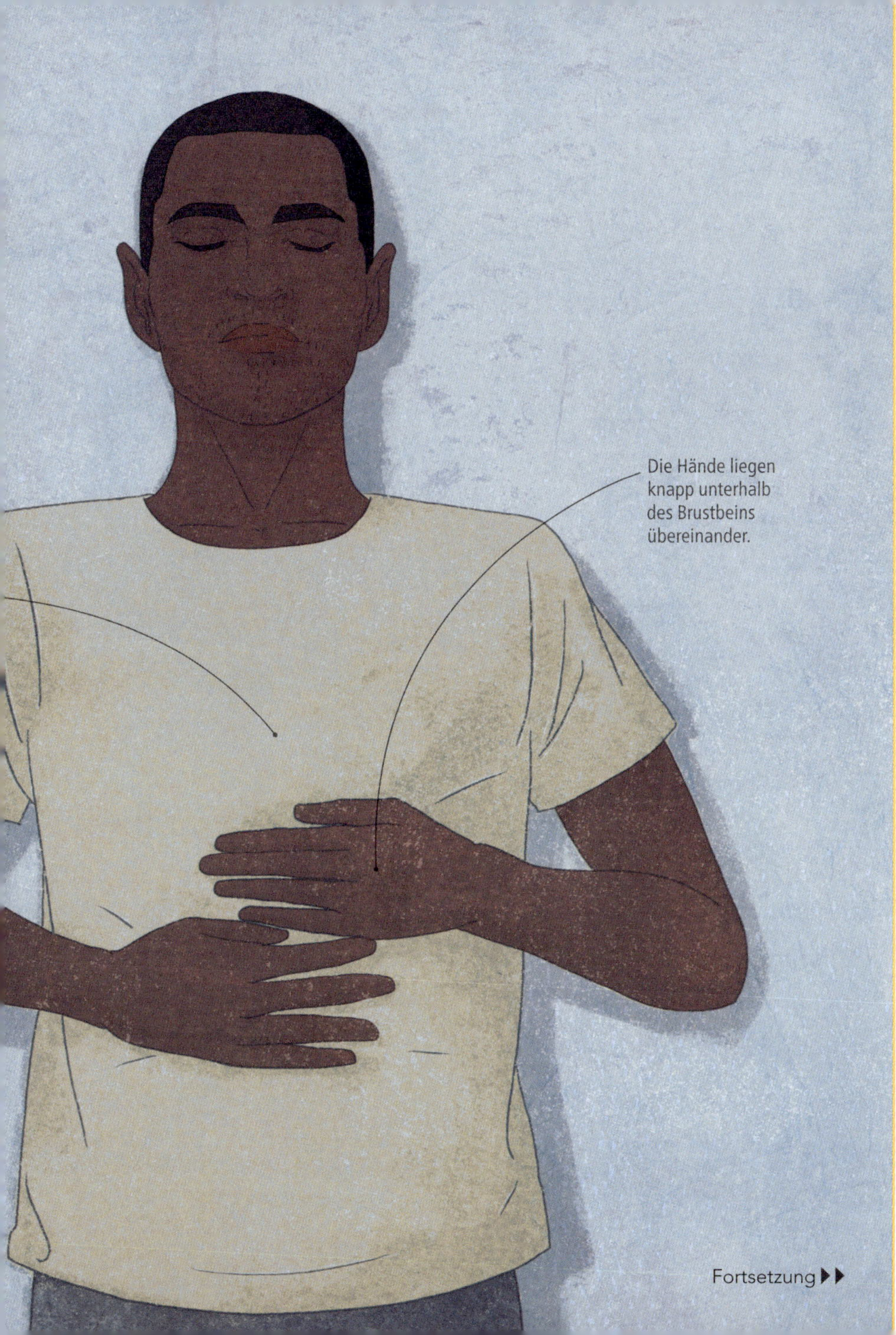

Fortsetzung ▸▸

GANZ-BEHANDLUNG 6

Sakralchakra *(hara)*

Im Reiki ist dies das wichtigste Zentrum primärer Energie, der Sitz unseres irdischen *ki*. Dieses Chakra ist mit der emotionalen Intelligenz, Sexualität, Kreativität, Ausgeglichenheit und Freude sowie der Selbstachtung und der Fähigkeit, angst- und urteilsfrei zu lieben, verbunden.

WO UND WOFÜR?

Das Sakralchakra befindet sich unterhalb des Bauchnabels und entspricht im Reiki dem unteren *tanden* (siehe Seite 14–15). Es steht in Beziehung zu den Fortpflanzungs- und Verdauungsorganen.

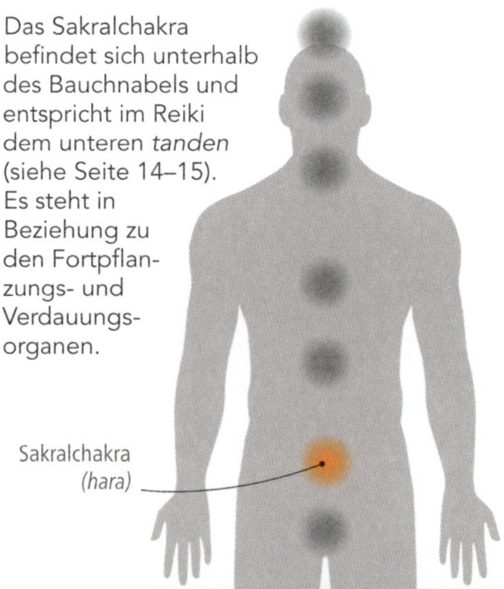

Wenn Ihr Bauch gluckert, ist das meist ein Zeichen dafür, dass Reiki-Energie fließt.

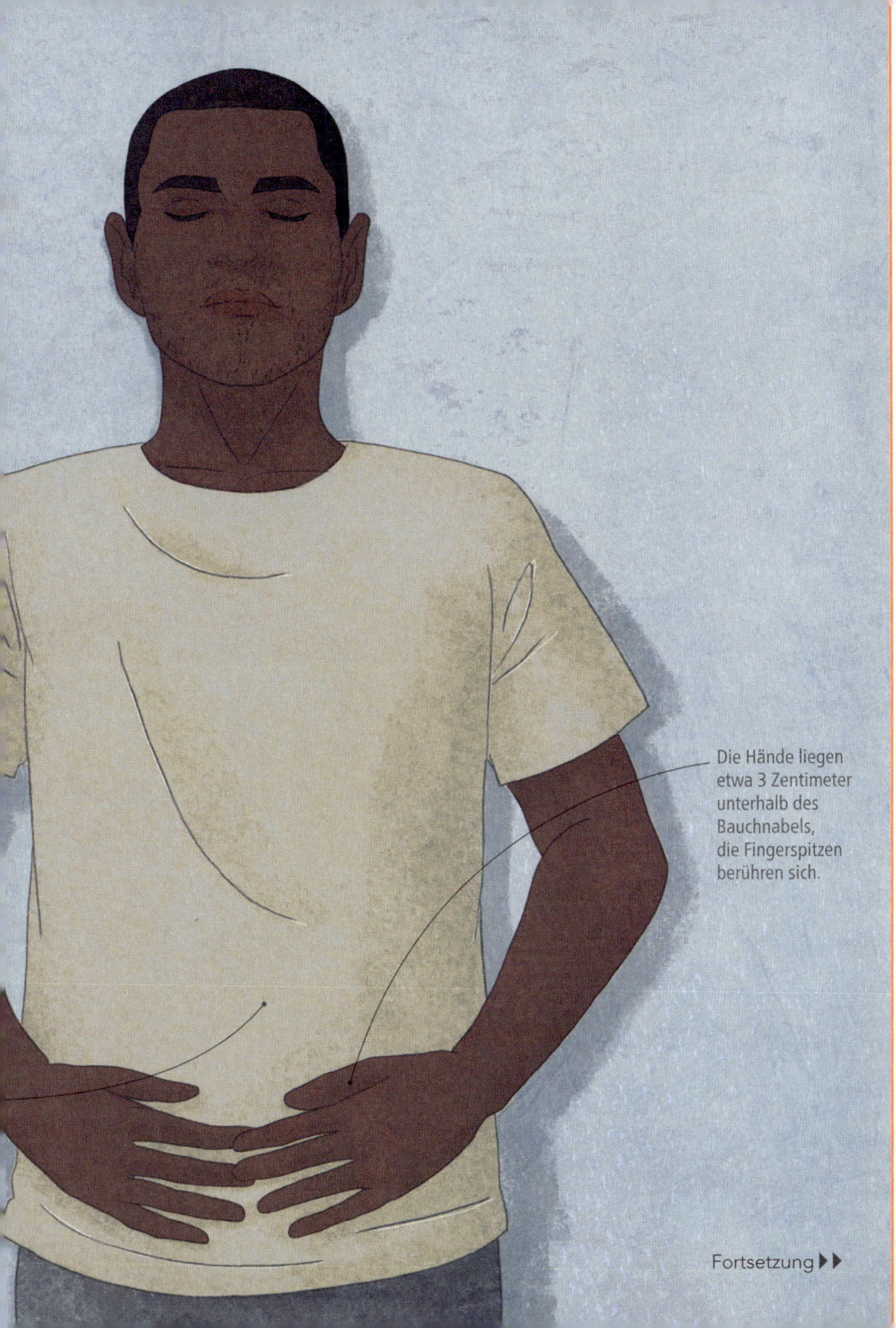
Die Hände liegen
etwa 3 Zentimeter
unterhalb des
Bauchnabels,
die Fingerspitzen
berühren sich.

Fortsetzung ▸▸

GANZ-BEHANDLUNG 7

Wurzelchakra

Das Wurzelchakra trägt das Gewicht der körperlichen Lebensbedürfnisse und ist für das Sicherheitsgefühl zuständig. Reiki kann Zuversicht und Selbstvertrauen stärken – also die Grundlage des allgemeinen Wohlbefindens.

WO UND WOFÜR?

Das Wurzelchakra befindet sich am unteren Ende der Wirbelsäule. Es erdet uns und steht in Beziehung zur Gesundheit von Fortpflanzungsorganen, Beinen, Rücken, Füßen und Immunsystem.

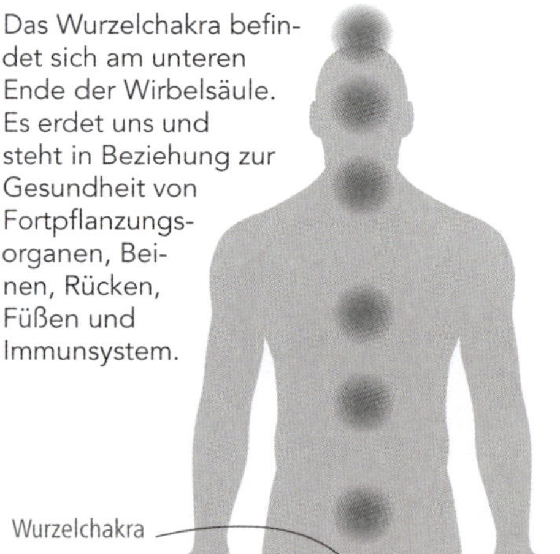

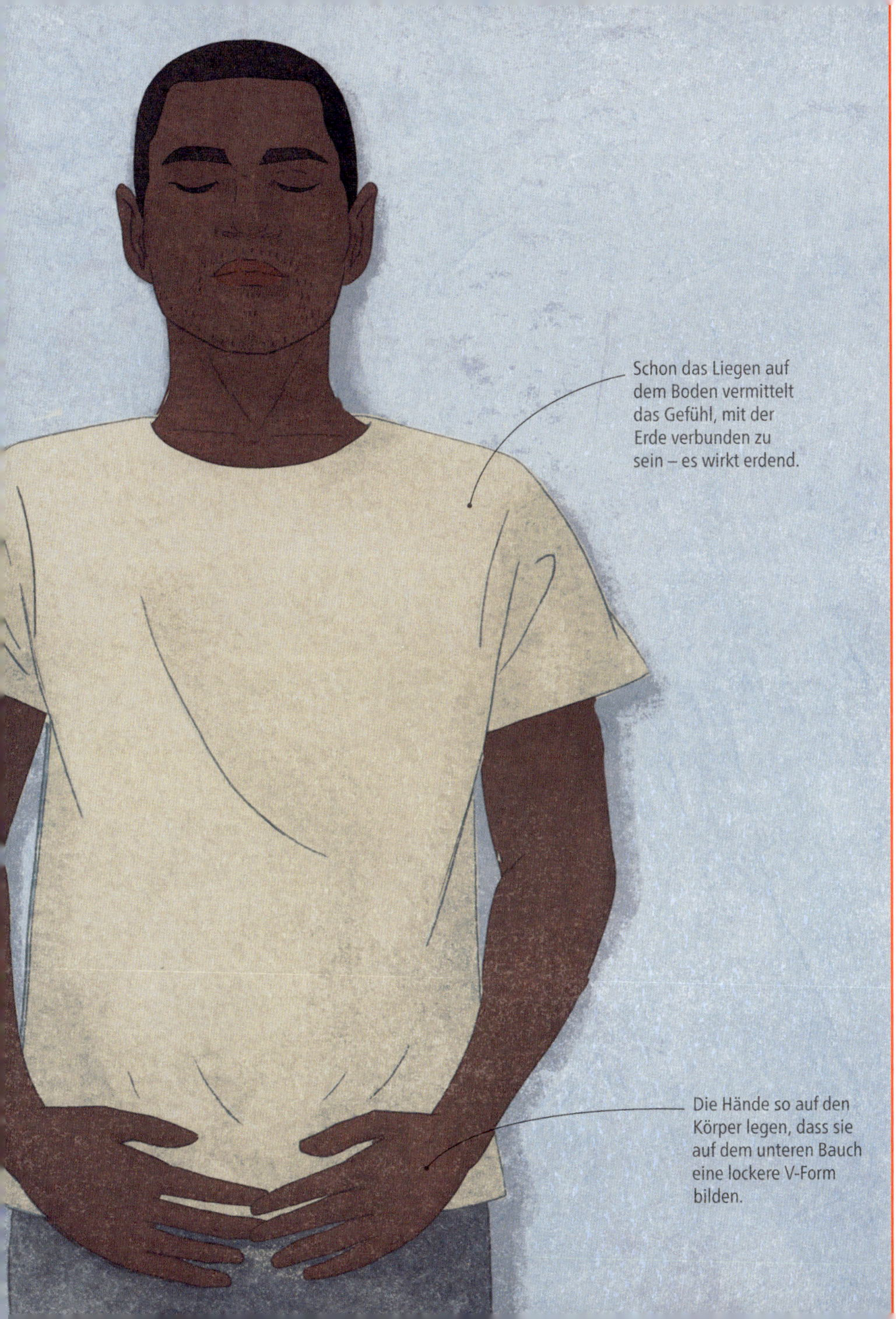
Schon das Liegen auf dem Boden vermittelt das Gefühl, mit der Erde verbunden zu sein – es wirkt erdend.
Die Hände so auf den Körper legen, dass sie auf dem unteren Bauch eine lockere V-Form bilden.

ÜBUNGEN FÜR DAS WOHLBEFINDEN

TROCKENBADEN

Diese Übung heißt *Kenyoku Hō* (»Trockenbaden«). Sie besteht aus sechs sehr zarten Wischbewegungen, jeweils von einem kurzen Einatmen durch die Nase begleitet. Führen Sie sie aus, wenn Sie sich erschöpft fühlen, wenn ein stressbelastetes Ereignis bevorsteht oder bevor und nachdem Sie Reiki empfangen oder geben.

GUT ZU WISSEN

NUTZEN Symbolische Reinigung der Energiekanäle des Körpers, um den Energiefluss zu verbessern

ZEIT Etwa 30 Sekunden. Die Übung sollte zügig ausgeführt werden.

VORBEREITUNG
Um sich zu sammeln, atmen Sie dreimal tief und langsam bis in Ihr *hara*.

01

Legen Sie die rechte Hand auf die linke Schulter. Durch die Nase einatmen und mit der Hand schräg über den Körper zur rechten Hüfte streichen. Nicht ausatmen! Erneut einatmen und mit der linken Hand von der rechten Schulter zur linken Hüfte streichen. Wieder einatmen und die erste Bewegung wiederholen.

02

Den linken Arm ausstrecken. Ohne auszuatmen, rasch mit der rechten Hand über den Arm streichen. Wieder einatmen und mit der linken Hand über den rechten Arm streichen.

03

Ein letztes Mal einatmen und erneut mit der rechten Hand über den linken Arm streichen. Zuletzt ganz ausatmen.

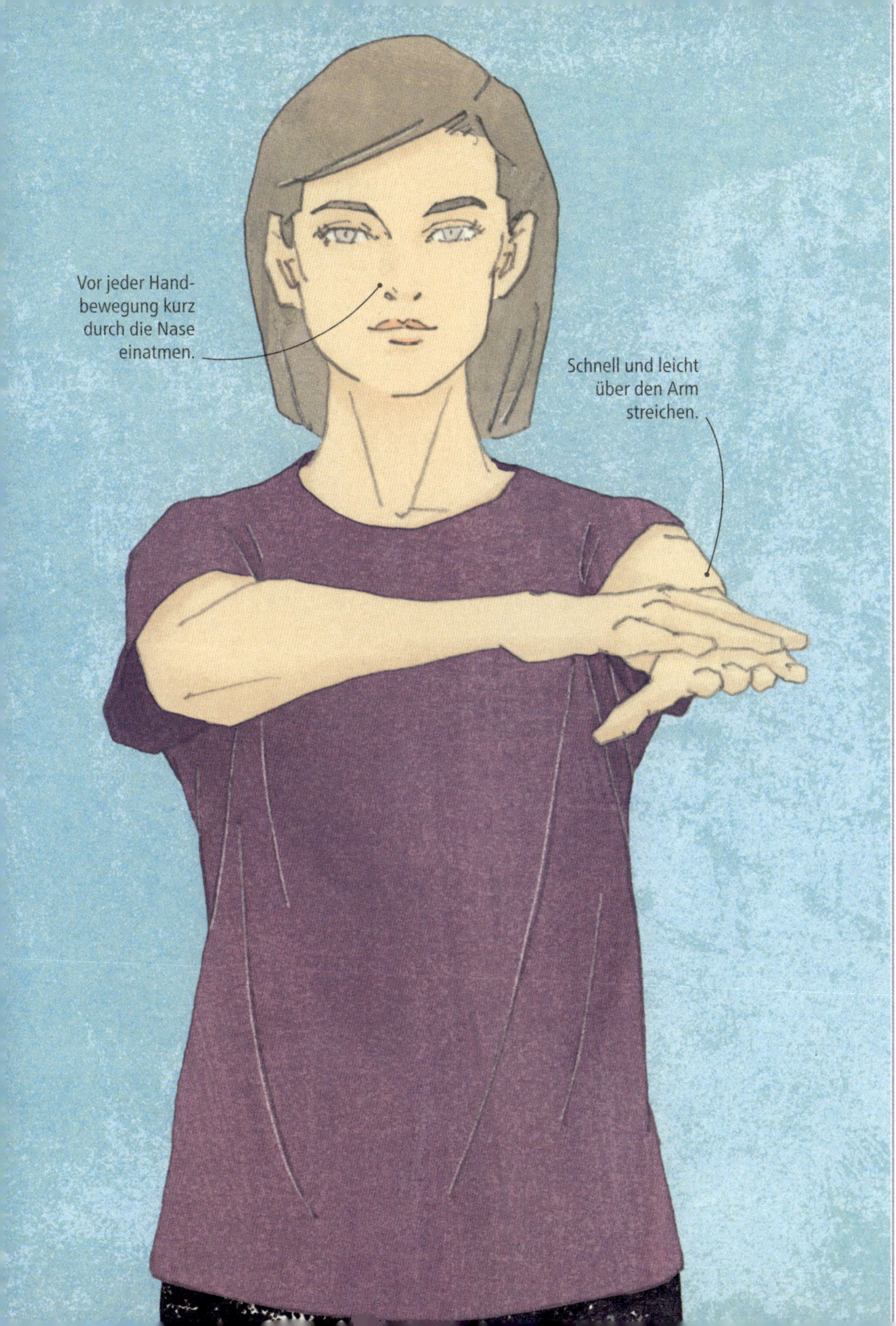
Vor jeder Handbewegung kurz durch die Nase einatmen.
Schnell und leicht über den Arm streichen.

REINIGENDE MEDITATION

Diese Übung ist eine Abwandlung der Technik *Hatsurei Hō* (»den Geist reinigen«). Beim Ausführen der Atemübung werden Giftstoffe aus allen Seinsebenen aus dem Körper ausgeschieden. Dabei können Emotionen oder Erinnerungen an die Oberfläche kommen. Nehmen Sie sich Zeit, vertrauen Sie auf die Wirkung und lassen Sie sich vom Atem leiten.

GUT ZU WISSEN

NUTZEN Hilft, sich zentriert und geerdet zu fühlen und alles Unnötige loszulassen

ZEIT 15–20 Minuten

VORBEREITUNG Sitzend beide Füße fest auf den Boden aufstellen. Trockenbaden (siehe Seite 60–61) und dann die *gasshō*-Haltung (siehe Seite 30–31) einnehmen.

01

Schließen Sie die Augen. Legen Sie die Hände auf die Oberschenkel, die Handflächen zeigen nach unten.

02

Atmen Sie tief und langsam in Ihr *hara*. Spüren Sie dabei, wie Reiki fließt und sich ausdehnt. Atmen Sie bei jedem Zug bewusst aus, was Sie loswerden möchten. Stellen Sie sich vor, wie die Energie in Ihnen wächst.

03

Atmen Sie weiter, bis Sie auf allen Daseinsebenen ein reinigendes Licht in sich spüren. Lassen Sie dieses Licht den Raum und schließlich den ganzen Planeten erhellen.

04

Bringen Sie zum Schluss die Hände in die *gasshō*-Haltung. Atmen Sie dreimal tief durch die Hände in den Raum des Herzens. Danken Sie Reiki und führen Sie abschließend das Trockenbaden durch.

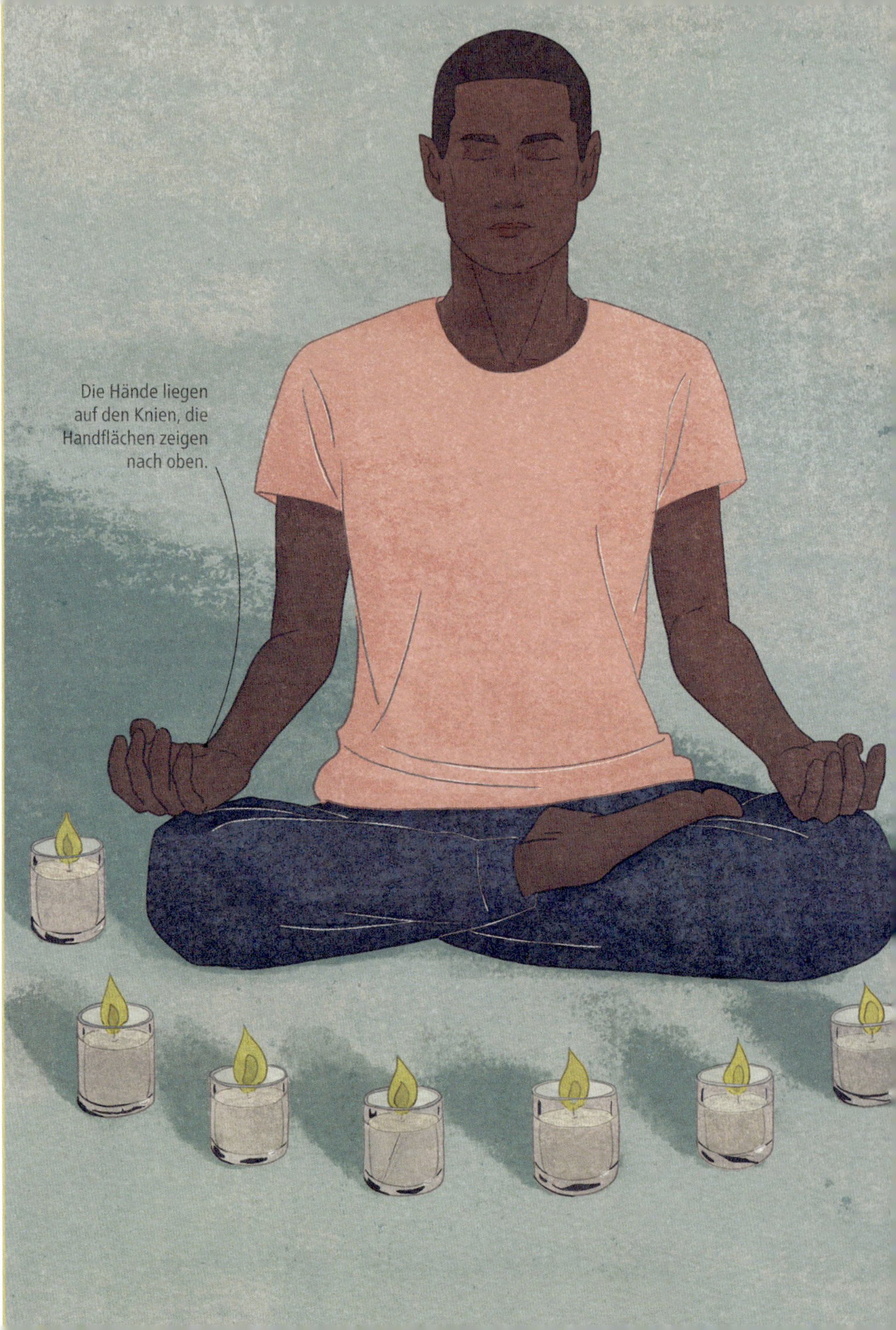
Die Hände liegen
auf den Knien, die
Handflächen zeigen
nach oben.

AUSGEGLICHENHEIT WIEDERHERSTELLEN

Dieses Ritual hilft, Ablenkungen auszublenden, die der Konzentration im Wege stehen. Sie können es immer durchführen, wenn Sie sich abgelenkt oder unausgeglichen fühlen.

GUT ZU WISSEN

NUTZEN Für inneren Frieden und Ausgeglichenheit auf allen Daseinsebenen

ZEIT 15–20 Minuten, bei Bedarf länger

REQUISITEN 8 Teelichter

VORBEREITUNG Die Teelichter in einem ruhigen, abgedunkelten Raum im Kreis auf den Boden stellen und anzünden

WEITERE SCHRITTE Wer den Reiki-Grad 2 erreicht hat, kann nach dem zweiten Schritt das Kraftsymbol (siehe Seite 38–39) hinzunehmen. Das Symbol wird in den Kreis übertragen und das Mantra dreimal wiederholt.

01

Beginnen Sie außerhalb des Kreises mit Trockenbaden (siehe Seite 60–61). Die Augen schließen, die Hände in die *gasshō*-Haltung bringen und Reiki empfangen. Stellen Sie sich vor, wie die Energie zuerst Sie erfüllt, dann auf die Kerzenflammen überspringt und diese zu einem hellen, heilenden Lichtkreis verbindet.

02

Öffnen Sie die Augen und treten Sie vorsichtig in den Kreis. Setzen Sie sich hin, konzentrieren Sie sich mit geöffneten Händen auf die Atmung und nehmen Sie ein Bad im Lichtkreis.

03

Bleiben Sie sitzen, bis Sie sich zutiefst ausgeglichen fühlen. Dann aus dem Kreis treten, trockenbaden, die Hände in die *gasshō*-Haltung bringen, danken und die Kerzen ausblasen.

01

Schließen Sie die Augen und legen Sie die Hände auf Ihr *hara*. Atmen Sie durch die Nase tief in Ihr *hara*. Reiki strömt mit der Atemluft in den Körper und erfüllt Ihr ganzes Sein. Spüren Sie, wie Ihr Körper sich hebt.

02

Nun durch die Nase ausatmen. Dabei senden Sie Reiki durch alle Zellen, aus dem Körper hinaus und in den Raum, der Sie umgibt. Spüren Sie, wie Ihr Körper tiefer zur Erde sinkt.

INNERE HARMONIE FINDEN

Unsere Atmung hat natürliche Heilkraft, aber wir schöpfen ihr Potenzial selten voll aus. Diese Meditation hilft zu verstehen, dass das Universum Teil von uns ist, weil wir seine Lebensenergie atmen. Sie heißt *Jōshin Kokyū Hō*. Das bedeutet »Verbindung zum reinen Geist und Herzen durch Harmonie mit dem Universum«.

03

Nach einigen Atemzügen legen Sie die Hände in den Schoß, die Handflächen zeigen nach oben. Atmen Sie gleichmäßig weiter durch die Nase ein und aus.

04

Wenn es Ihnen schwerfällt, sich auf die Übung einzulassen, haben Sie Geduld. Mit jedem Atemzug werden Sie sich mehr geerdet fühlen. Nach 10 Minuten (oder wenn Sie sich bereit fühlen) nehmen Sie die Hände in die *gasshō*-Position und danken.

GUT ZU WISSEN

NUTZEN Löst Energieblockaden, vermittelt das Gefühl der Einheit mit dem Universum

ZEIT 10 Minuten, allmählich auf 30 Minuten oder mehr steigern

VORBEREITUNG Aufrecht sitzen, die Füße flach auf dem Boden, Hände in die *gasshō*-Haltung (siehe Seite 30–31) bringen, Reiki empfangen, durch die Nase ein- und durch den Mund ausatmen

ACHTUNG Wenn Ihnen schwindlig wird, atmen Sie ganz normal. Beginnen Sie erst wieder, wenn der Schwindel ganz vorüber ist.

KONZENTRATION UND KLARES DENKEN

Mit dieser Technik, »Reikidusche« genannt, lässt sich der Energiefluss in Geist, Körper und Seele verstärken. Während der kurzen, aber intensiven Übung spüren Sie ihn in sich und um Sie herum wie reinigendes, erfrischendes Wasser.

GUT ZU WISSEN

NUTZEN Klarheit durch Aufmerksamkeit auf den Energiefluss; lindert Müdigkeit, verbessert die Konzentration

ZEIT 2–3 Minuten

VORBEREITUNG An einem ruhigen Platz ungestört sitzen oder stehen, mit der *gasshō*-Haltung (siehe Seite 30–31) beginnen und ins *hara* atmen

01

Schließen Sie die Augen, strecken Sie die Arme über den Kopf und bilden Sie mit den Händen eine Schale. Spüren Sie, wie die Energie durch die Hände in Ihren Kopf strömt.

02

Wenn die Energie Ihre Schultern erreicht, führen Sie die Hände vor den Körper. Spüren Sie mit der Abwärtsbewegung der Hände dem Energiestrom nach.

03

Stellen Sie sich Reiki wie Wasser vor, das Sie gründlich reinigt. Wenn es zu Boden fließt, nimmt es stagnierende Energie mit in die Erde, wo sie wieder in Lebensenergie umgewandelt wird.

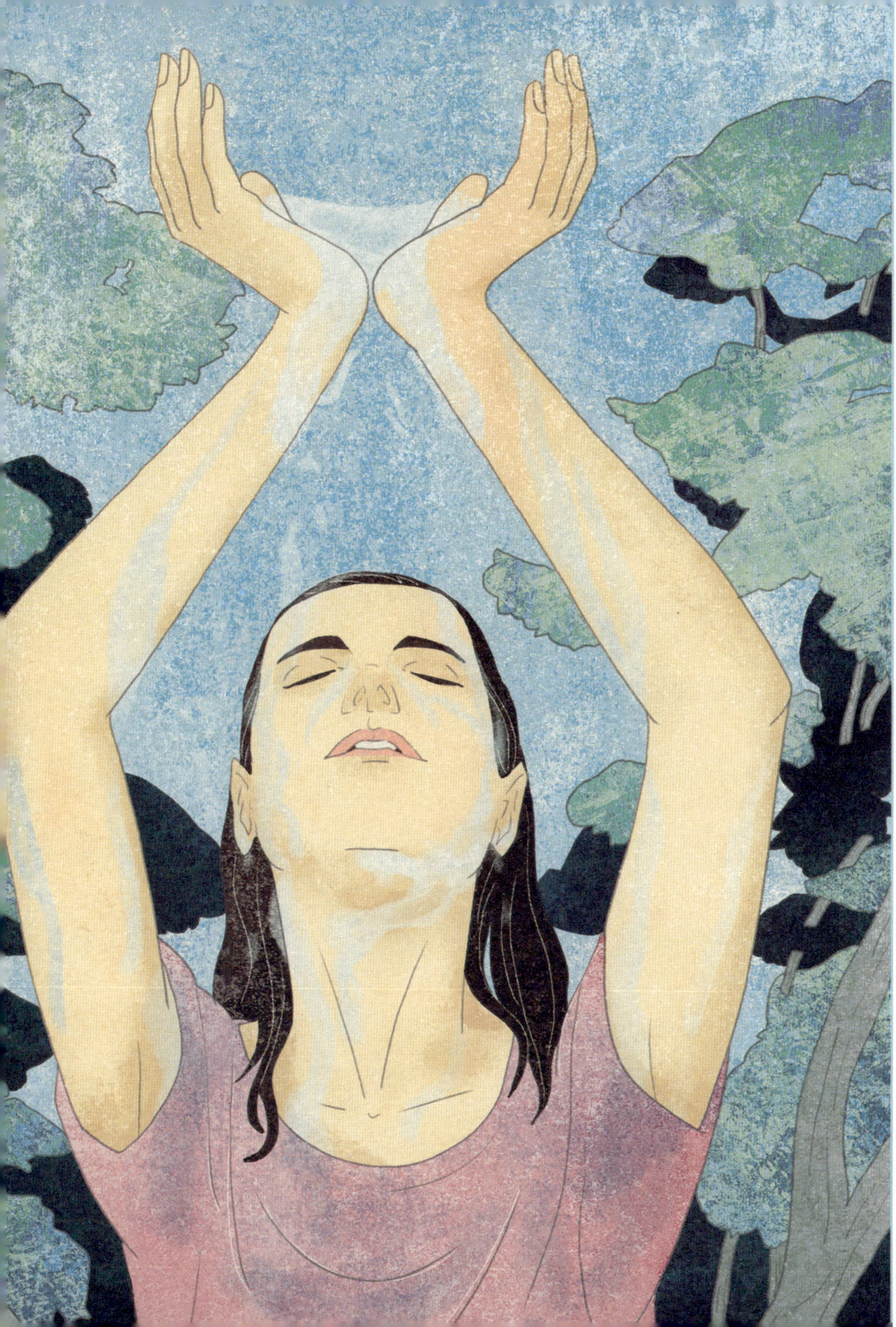

02

Stellen Sie sich vor, wie Sie die Reiki-Energie direkt zu der Situation oder Herausforderung lenken. Fahren Sie mindestens 3–5 Minuten fort. Spüren Sie dem Energiestrom bewusst nach.

01

Atmen Sie im Sitzen oder Stehen tief in Ihr *hara* ein. Schließen Sie dabei die Augen und formulieren Sie Ihr Ziel, wie die Situation ausgehen soll. Vertrauen Sie darauf, das Reiki Ihnen zur besten Lösung verhelfen wird.

SCHWIERIGKEITEN MEISTERN

Wenn wir vor Problemen, Herausforderungen oder schwierigen Entscheidungen stehen, kann die universelle Energie unterstützend wirken. Diese Meditation hilft, positive Ziele zu formulieren und – im Vertrauen darauf, dass Reiki zum Guten fließt – die Energie für deren Umsetzung zu nutzen.

03

Vertrauen Sie darauf, dass die Reiki-Energie immer gegenwärtig ist. Je deutlicher Sie dies spüren, desto besser wird es gelingen, den gewünschten Weg einzuschlagen.

04

Wenn Sie sich bereit fühlen, öffnen Sie Ihre Augen. Beenden Sie die Übung mit Trockenbaden. Dann die Hände in die *gasshō*-Haltung bringen und Reiki danken.

GUT ZU WISSEN

NUTZEN Selbstvertrauen; Vertrauen darauf, dass sich etwas wie gewünscht entwickelt, wenn beste Absichten dahinterstehen

ZEIT 7–10 Minuten

VORBEREITUNG Trockenbaden (siehe Seite 60–61); die Hände in die *gasshō*-Haltung (siehe Seite 30–31) führen und sich auf Reiki einstimmen

WEITERE SCHRITTE Praktizierende ab Grad 2 können vor dem zweiten Schritt das Kraftsymbol (siehe Seite 38–39) hinzuziehen.

01

Überlegen Sie, was Sie sich für Ihr Leben wünschen. Schreiben Sie eine Liste. Sie können auch Bilder oder Objekte verwenden, die für Ihre Absichten stehen. Schreiben Sie dann die fünf Lebensregeln auf (siehe Seite 26–27).

02

Legen Sie die Listen mit den Absichten und den Lebensregeln, eventuell zusammen mit Kristallen und Symbolobjekten, in die Schachtel. Schließen Sie den Deckel und stellen Sie die Schachtel vor sich hin.

RITUAL ZUR ABSICHTSERKLÄRUNG

Bei dieser Übung geht es darum, Lebensabsichten bewusst zu formulieren, um bei Bedarf Reiki-Energie in sie hineinzugeben. Sie allein entscheiden, was Sie unter einem erfüllten Leben verstehen. Reiki kann helfen, diese Vorstellungen aktiv umzusetzen.

03

Schließen Sie die Augen, nehmen Sie die *gasshō*-Haltung ein und spüren Sie Reiki bewusst. Tief und langsam ins *hara* atmen. Stellen Sie sich mit allen Sinnen vor, wie Ihre Absichten auf der Liste ins Universum gesendet werden und sich zu erfüllen beginnen.

04

Machen Sie sich in Ruhe bewusst, dass Sie hier und jetzt ein erfülltes Leben anstreben. Legen Sie die Hände auf die Schachtel oder halten Sie sie darüber. Füllen Sie die Schachtel samt dem Inhalt mit Reiki-Energie.

05

Zum Abschluss bringen Sie die Hände in die *gasshō*-Haltung und danken für alles, was in Ihrem gegenwärtigen Leben da ist.

GUT ZU WISSEN

NUTZEN Fördert Handlungsfähigkeit, verringert Stress und Zögerlichkeit

ZEIT 90 Minuten

REQUISITEN Schachtel mit Deckel, groß genug für Kristalle und Symbolobjekte (Citrin für Lebensfreude, Aventurin für Zielstrebigkeit, Bergkristall zur Verstärkung der Absichten), Papier und Stift

VORBEREITUNG Den Raum von negativer Energie befreien (siehe Seite 102–103).

WEITERE SCHRITTE Praktizierende ab Grad 2 können nach dem vierten Schritt das Kraftsymbol (siehe Seite 38–39) hinzunehmen.

DANKBARKEITSTAGEBUCH

Wir können uns bewusst machen, wofür wir dankbar sind, indem wir es aufschreiben. Wer sich täglich etwas Zeit für diese Übung nimmt, wird nach und nach zu einer positiveren Grundeinstellung im Leben finden und lernen, auch die kleinen Freuden zu schätzen.

GUT ZU WISSEN

NUTZEN Verstärkt die positive Energie, die persönliche Güte und das bewusste Wahrnehmen des Guten

ZEIT 10–15 Minuten, bei Bedarf länger

REQUISITEN Notizbuch, Stift

VORBEREITUNG Schreiben Sie in das Notizbuch Ihren Namen und die Lebensregel »Gerade an diesem heutigen Tag bin ich dankbar«. An einem ruhigen Platz beginnen Sie mit der *gasshō*-Haltung (siehe Seite 30–31) und stimmen sich auf Reiki ein.

WEITERE SCHRITTE Praktizierende ab Grad 2 können nach dem ersten Schritt das Kontaktsymbol (siehe Seite 38–39) hinzuziehen.

01

Atmen Sie tief in Ihr *hara*. Sprechen Sie die Lebensregel dreimal laut aus. Stellen Sie sich eine helle Lichtkugel vor, die Sie umgibt und erfüllt.

02

Weiterhin tief atmen. Notieren Sie das Datum und alles, wofür Sie dankbar sind. Schreiben Sie spontan, ohne Ihre Einfälle zu analysieren.

03

Wenn Sie fertig sind, schließen Sie das Buch, legen die Hand darauf und lassen Reiki fließen. Visualisieren Sie die Dinge, für die Sie dankbar sind.

04

Die Hände in die *gasshō*-Haltung bringen, danken und noch einmal die Dankbarkeits-Lebensregel aussprechen.

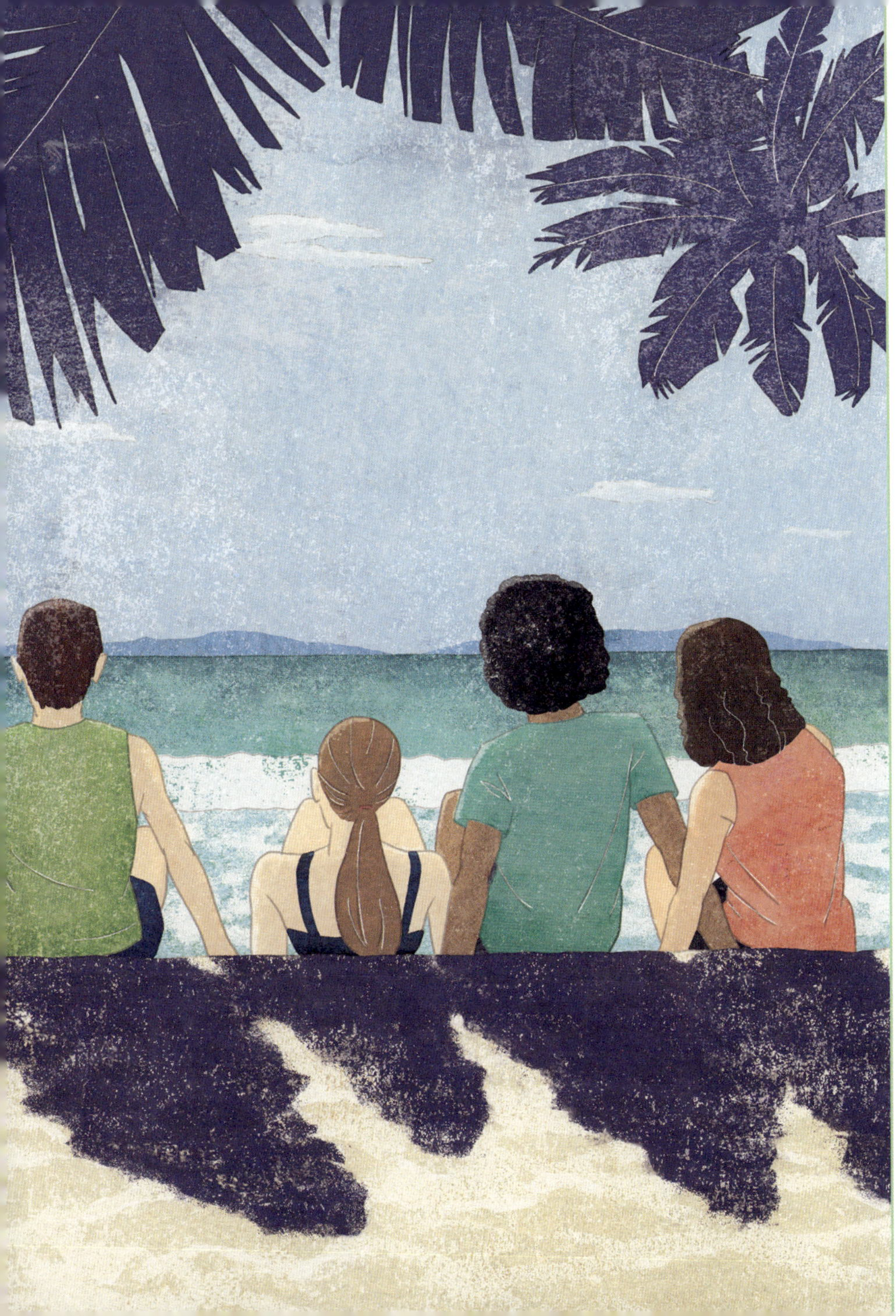

RITUAL ZUM WASSERSEGNEN

Wasser ist Leben. Es versorgt unsere Zellen, Organe und Gewebe. Für alle wichtigen Funktionen des Körpers wird es benötigt, es kühlt und reinigt uns, hält uns gesund und wach. Bei diesem Ritual wird Wasser mit Lebensenergie angereichert. Sie können es trinken, sich damit waschen, Ihre Pflanzen gießen, es Freunden anbieten oder im Raum versprühen, um negative Energie zu beseitigen.

GUT ZU WISSEN

NUTZEN Das Ritual macht die Bedeutung des Wassers für uns selbst und den Planeten bewusst. Reiki-Wasser entgiftet und reinigt Körper und Geist.

ZEIT Bis zu 1 Stunde, die Wirkung hält bis zu 1 Woche an.

REQUISITEN Glasflaschen mit Wasser, Anzahl nach Wunsch

VORBEREITUNG Den Raum von negativer Energie befreien (siehe Seite 102–103), die Wasserflaschen aufstellen

01

Sitzen oder stehen Sie bequem. Trockenbaden (siehe Seite 60–61), dann *gasshō*-Haltung (siehe Seite 30–31) einnehmen und Reiki spüren.

02

Legen Sie die Hände auf die Flaschen oder halten Sie sie darüber. Senden Sie bewusst Reiki-Energie ins Wasser, um Verunreinigungen zu neutralisieren und jedes Atom mit Reiki-Energie anzureichern. Nehmen Sie sich dafür 15–60 Minuten Zeit.

03

Trinken Sie etwas Wasser. Zuletzt die *gasshō*-Haltung einnehmen und die Dankformel sprechen.

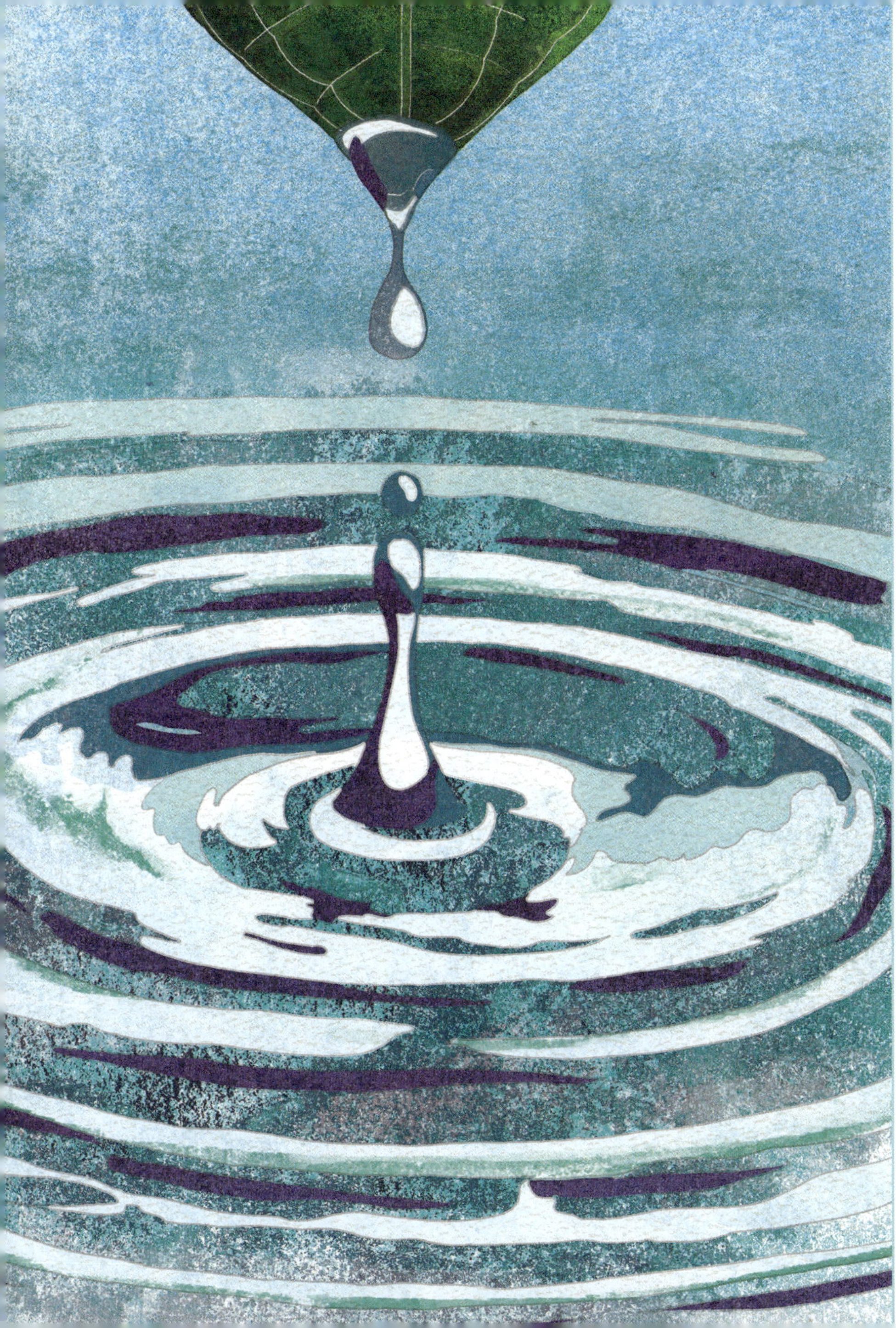

LIEBE DEINE HAUT

Die Haut ist die äußere Schicht des Körpers und unser größtes Organ. Sie verrät oft etwas über unseren inneren Zustand. Indem wir ihr Achtsamkeit entgegenbringen, können wir unser Aussehen und Fühlen im Hier und Jetzt annehmen. Dieses Reiki-Ritual fördert ein liebevolles Verhältnis zu Ihrem Gesicht und Ihrem Körper.

GUT ZU WISSEN

NUTZEN Hilft, im Hier und Jetzt die Haut bewusst wahrzunehmen und ihr liebevolle, fürsorgliche Energie zu senden

ZEIT Lassen Sie sich von Reiki leiten.

VORBEREITUNG Schließen Sie an einem ruhigen Platz die Augen, dann *gasshō*-Haltung einnehmen (siehe Seite 30–31) und Reiki spüren, tief und langsam ins *hara* atmen.

01

Stellen Sie sich vor, Sie sitzen bei Sonnenaufgang an einem klaren Bach. Sie reiben die Haut mit nasser Erde ein, lassen diese trocknen und waschen sie behutsam ab. Spüren Sie das warme Leuchten, das Sie umgibt und erfüllt. Nehmen Sie aufsteigende Gefühle an.

02

Führen Sie die Hände zum Gesicht, um Reiki zu geben, bleiben Sie in Gedanken an dem warmen Ort. Wenn Sie bereit sind, Hände auf Herzhöhe führen, langsam durchatmen und der Dankbarkeit für Ihre Haut nachspüren.

03

Abschließend öffnen Sie die Augen und sagen dreimal »Ich bin schön und ich bin genug«. Die *gasshō*-Haltung einnehmen und Reiki danken.

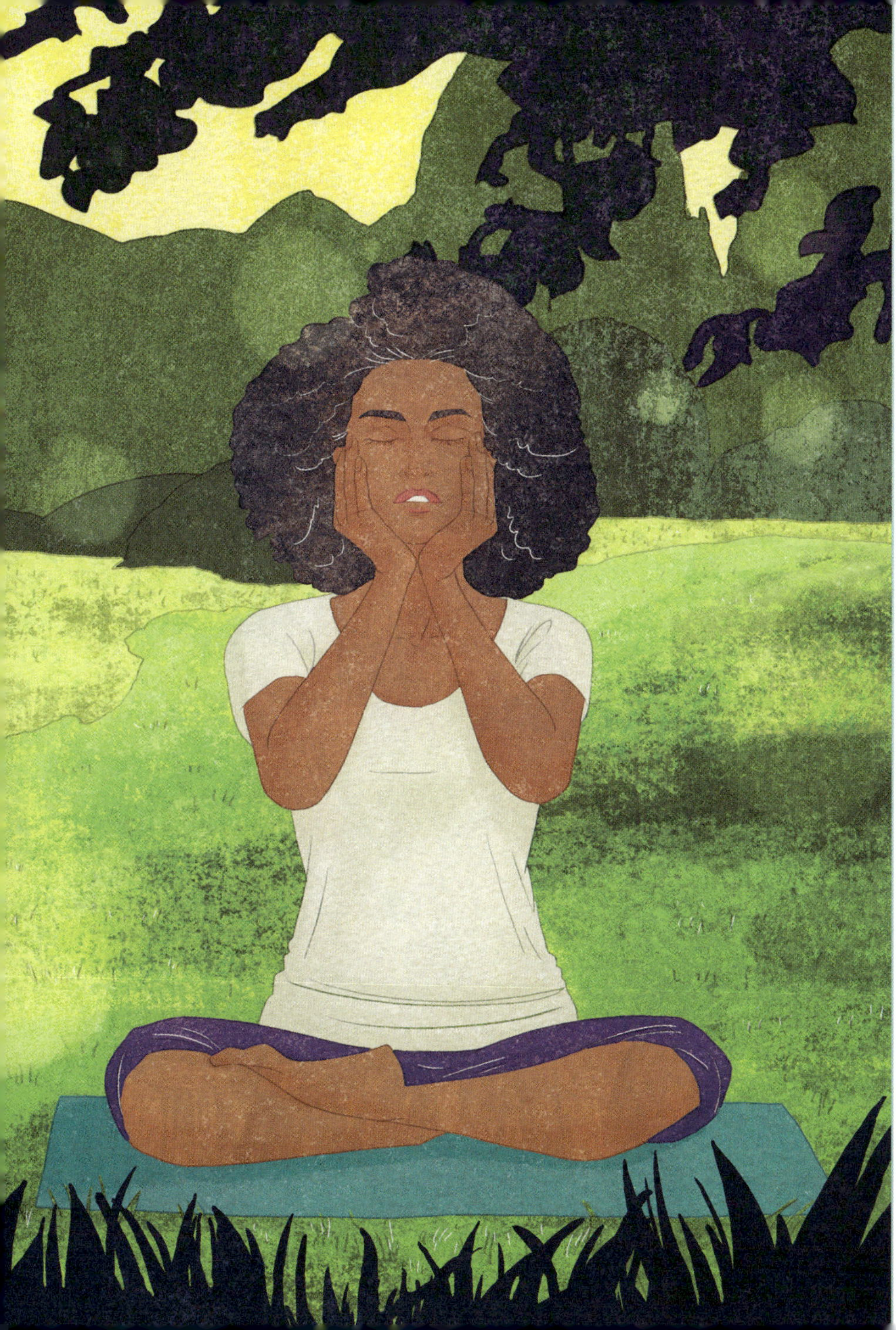

REIKI-WANNENBAD

Ein Reiki-Bad wirkt ungemein entspannend und verhilft zu neuer Energie. Die Handpositionen sind dieselben wie bei der Ganzbehandlung (siehe Seite 42–57). Um das Erlebnis noch zu intensivieren, können Sie beruhigende Musik auflegen, Kerzen anzünden, Kristalle auslegen und ätherische Öle oder Blütenblätter ins Badewasser geben.

01

Lassen Sie den Atem natürlich fließen. Spüren Sie bewusst, wie sich Ihr Körper entspannt, wie Ihr Geist ruhig wird und ablenkende Gedanken verschwinden.

GUT ZU WISSEN

NUTZEN Tiefe Entspannung, Reinigung auf allen Ebenen, Aufladen der Energiereserven

ZEIT 30 Minuten, bei Bedarf länger

VORBEREITUNG Füllen Sie eine Wanne mit warmem Wasser und bereiten Sie den Raum nach Wunsch vor. In die Wanne legen, Augen schließen, Hände in die *gasshō*-Haltung (siehe Seite 30–31) bringen und Reiki spüren.

02

Führen Sie die Handpositionen der Ganzbehandlung durch, beginnend am Oberkopf. Lassen Sie die Hände auf jedem Chakra etwa 3 Minuten verweilen.

03

Legen Sie die linke Hand auf Ihr Herz und die rechte Hand auf oder über Ihr *hara*. Atmen Sie durch die Hände Reiki ein (siehe Seite 32–33). Stellen Sie sich vor, wie Ihr Körper von heilendem, hellem Licht erfüllt wird.

04

Liegen und atmen Sie ruhig, während Sie in dem heilenden Licht baden. Lassen Sie das Licht in Ihrem ganzen Körper zirkulieren und alle Seinsebenen durchdringen. Abschließend rezitieren Sie die fünf Reiki-Lebensregeln (siehe Seite 26–27).

05

Atmen Sie dreimal tief in Ihr *hara*. Dann atmen Sie mit einem hörbaren »Ahhh« aus. Das Wasser ablaufen lassen, die Hände in die *gasshō*-Haltung führen und Reiki danken.

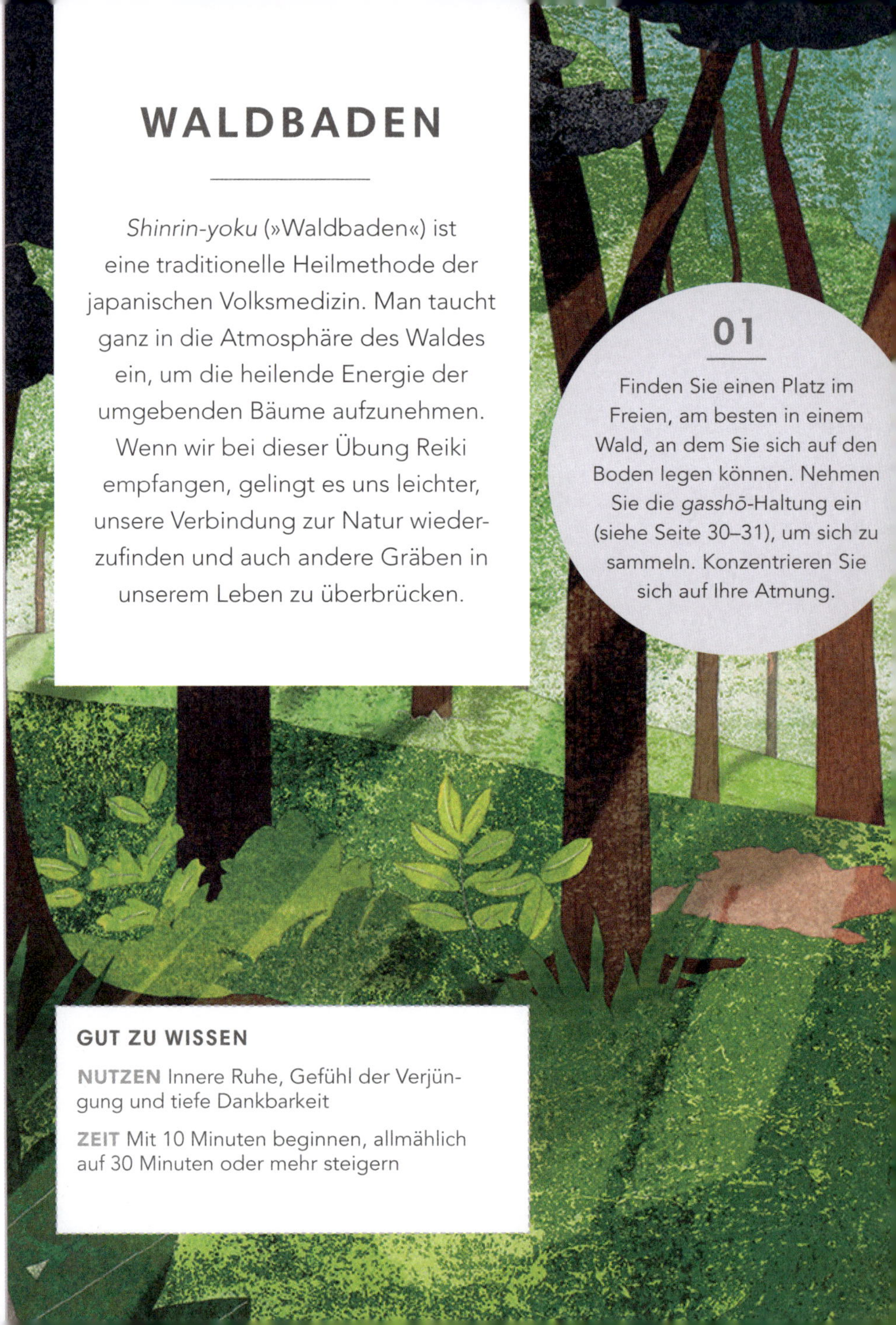

WALDBADEN

Shinrin-yoku (»Waldbaden«) ist eine traditionelle Heilmethode der japanischen Volksmedizin. Man taucht ganz in die Atmosphäre des Waldes ein, um die heilende Energie der umgebenden Bäume aufzunehmen. Wenn wir bei dieser Übung Reiki empfangen, gelingt es uns leichter, unsere Verbindung zur Natur wiederzufinden und auch andere Gräben in unserem Leben zu überbrücken.

01

Finden Sie einen Platz im Freien, am besten in einem Wald, an dem Sie sich auf den Boden legen können. Nehmen Sie die *gasshō*-Haltung ein (siehe Seite 30–31), um sich zu sammeln. Konzentrieren Sie sich auf Ihre Atmung.

GUT ZU WISSEN

NUTZEN Innere Ruhe, Gefühl der Verjüngung und tiefe Dankbarkeit

ZEIT Mit 10 Minuten beginnen, allmählich auf 30 Minuten oder mehr steigern

02

Atmen Sie tief ein. Nehmen Sie das Wesen der Bäume bewusst wahr und lassen Sie sich dabei von der Reiki-Energie leiten. Die Baumstämme machen Ihnen Ihre eigene Kraft bewusst, die Wurzeln helfen, sich geerdet zu fühlen.

03

Während Sie tief atmen, spüren Sie die Energie der Erde und lassen zu, dass die Natur Sie stärkt und heilt. Legen Sie die Hände auf Ihr *hara* und sprechen Sie die Affirmation: »Ich bin mit dem Geist der Bäume verbunden.« Achten Sie auf die Gefühle, die sich einstellen, wenn Sie sich der Stille überlassen.

04

Wenn Sie bereit sind, beenden Sie die Affirmation. Atmen Sie ruhig weiter und nehmen Sie dabei die Natur in sich auf, solange Sie das Bedürfnis haben.

05

Zum Abschluss die Hände in die *gasshō*-Haltung führen und Reiki danken.

NEUMOND-RITUAL

Der Neumond steht für Neubeginn und Erneuerung von Energien. Dies ist der richtige Zeitpunkt, um Lebensabsichten zu formulieren. Führen Sie das Ritual monatlich durch und stimmen Sie sich dabei bewusst auf Ihre innere Weisheit, Ihre wahren Neigungen und Zielsetzungen ein.

GUT ZU WISSEN

NUTZEN Hilft uns, Verantwortung für unser Leben und Handeln zu übernehmen. Jeder Mondzyklus bietet die Möglichkeit, weiter zu wachsen und sich zu entwickeln.

ZEIT So lange wie nötig, monatlich am Abend des Neumonds

REQUISITEN Notizbuch, Stift, weiße Kerze

VORBEREITUNG Kerze anzünden und vor sich aufstellen. Nehmen Sie dann die *gasshō*-Haltung (siehe Seite 30–31) ein, spüren Sie Reiki und atmen Sie dreimal tief ins *hara*.

01

Stellen Sie mit geschlossenen Augen die Frage »Was wünsche ich mir im neuen Monat für mein Leben?«. Lassen Sie sich mindestens 15 Minuten von Reiki-Energie durchströmen, damit Gedanken aufsteigen können.

02

Öffnen Sie die Augen und notieren Sie Ihre Absichten. Eine Hand auf die Liste legen, Reiki geben. Einträge laut lesen, um die Absichten ins Universum zu senden. Atmen Sie tief in Ihr *hara* und sagen Sie: »Und so ist es.«

03

Sie können die Liste sicher aufbewahren oder verbrennen. Legen Sie eine Hand auf Ihr Herz und die andere auf Ihr *hara*. Spüren Sie beim Atmen die Verbindung zum Kerzenlicht und zu Ihren Vorsätzen. Abschließend blasen Sie die Kerze aus.

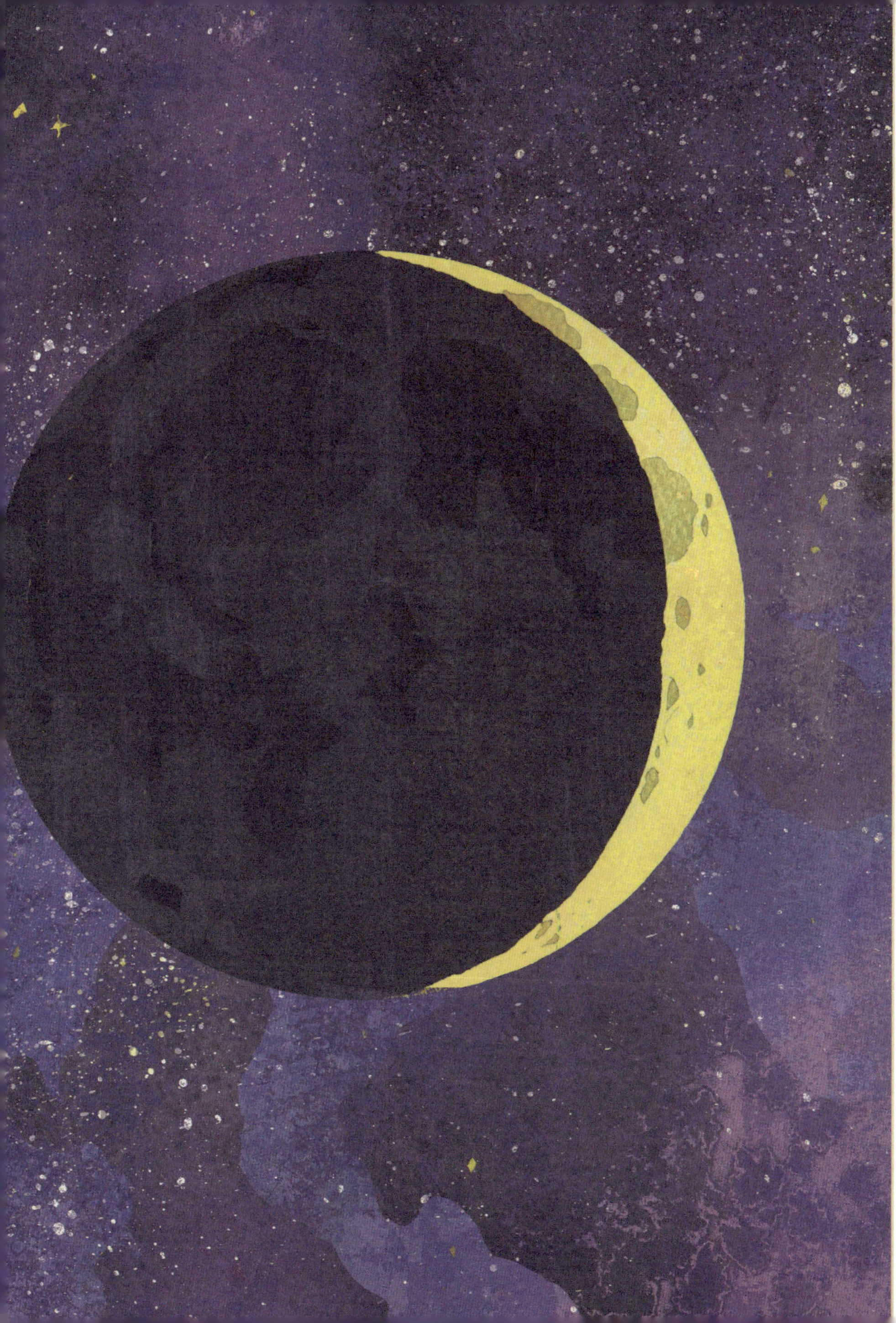

VOLLMOND-RITUAL

Weil unser Leben zyklisch verläuft, können wir die Mondphasen für unsere Entwicklung nutzen. Vollmond ist der richtige Zeitpunkt, um Gedanken und Absichten loszulassen, die nicht mehr wichtig sind. Indem wir Überflüssiges bewusst abgeben, gewinnen wir Raum für neue Energie und neue Zielsetzungen.

GUT ZU WISSEN

NUTZEN Erleichtert das bewusste Loslassen von Überflüssigem; Heilung, Motivation, Persönlichkeitswachstum

ZEIT 20 Minuten (bei Bedarf länger), einmal monatlich bei Vollmond

REQUISITEN Notizbuch, Stift, Weihrauchöl oder -harz und Duftlampe

VORBEREITUNG Geben Sie etwas Weihrauch in die Duftlampe und stellen Sie diese vor sich auf. Hände in die *gasshō*-Haltung (siehe Seite 30–31) führen und Reiki spüren, dreimal tief ins *hara* atmen.

01

Schließen Sie die Augen und fragen Sie sich »Was möchte ich unter diesem Vollmond loslassen?«. Lassen Sie Reiki weiter auf sich wirken und nehmen Sie sich Zeit, damit Gefühle aufsteigen können.

02

Atmen Sie tief in Ihr *hara* und öffnen Sie die Augen. Dann die Absichten aufschreiben, beide Hände über die Liste halten und Reiki geben.

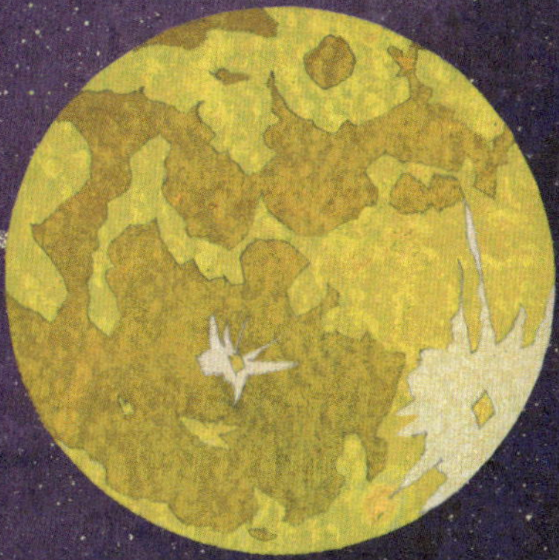

03

Lesen Sie die Liste langsam laut und sagen Sie dann: »Und so ist es.« Bringen Sie die Hände in die *gasshō*-Haltung, danken Sie dem Mond und Reiki und verbrennen Sie die Liste.

04

Legen Sie eine Hand auf Ihr Herz und die andere auf Ihr *hara*. Nehmen Sie einen tiefen, heilenden Atemzug und spüren Sie bewusst Ihre Verbindung zum Vollmond.

ERDUNG

Wenn Sie unausgeglichen sind, hilft Ihnen diese Übung, sich in Ihrem Körper verwurzelt zu fühlen. Sie ist auch nützlich, um nach einer tiefen Meditation »wieder auf die Erde« zurückzukehren und sich auf Ihre Intuition und Ihre psychischen Fähigkeiten einzustimmen. Nehmen Sie sich Zeit, damit eine tiefe Verbindung zu Mutter Erde entstehen kann.

GUT ZU WISSEN

NUTZEN Stabilisiert Energie, vermittelt ein ruhiges und zentriertes Körpergefühl; lindert Anspannung und Depression

ZEIT 10 Minuten täglich (bei Bedarf länger)

VORBEREITUNG Bequem sitzen, stehen oder liegen. Schließen Sie die Augen, nehmen Sie die *gasshō-Haltung* ein (siehe Seite 30–31) und legen beide Hände auf das *hara* (siehe Abbildung rechts).

WEITERE SCHRITTE Praktizierende ab dem Reiki-Grad 2 können das Kraftsymbol (siehe Seite 38–39) hinzunehmen.

01

Atmen Sie tief ins *hara* ein. Sagen Sie dabei: »Einatmen.« Beim Ausatmen lassen Sie verbrauchte Energie los und sagen: »Ausatmen.«

02

Stellen Sie sich vor, fest im Boden verwurzelt zu sein. Eine Schnur verläuft von Ihrem *hara* bis tief in die Erde. Spüren Sie die Verwurzelung von Körper, Geist und Seele.

03

Spüren Sie dem Gefühl der Erdung im Hier und Jetzt nach. Tief ins *hara* einatmen, dann ganz ausatmen. Bringen Sie die Hände in die *gasshō*-Haltung und öffnen Sie die Augen.

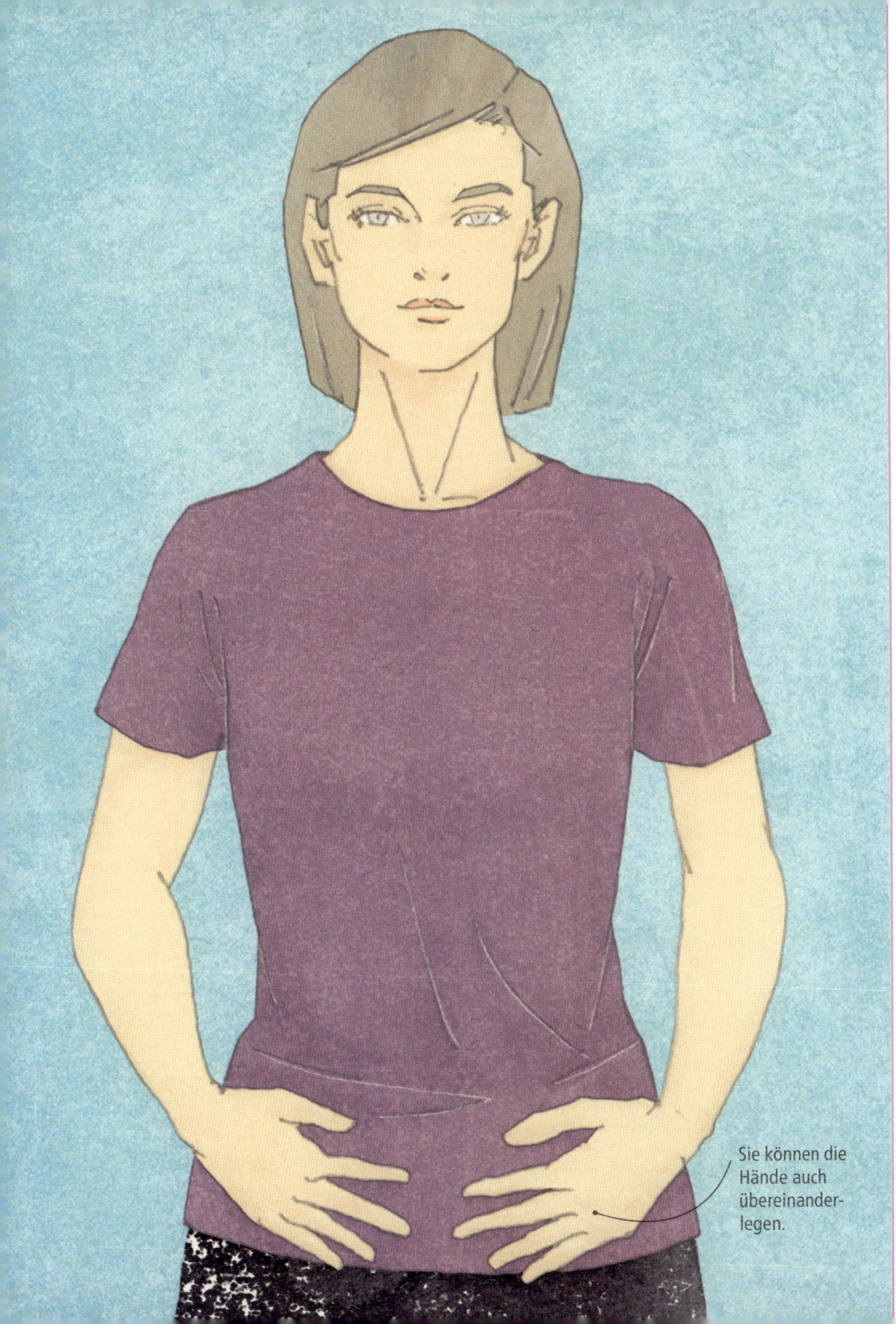
Sie können die Hände auch übereinanderlegen.

02

Visualisieren Sie sich selbst, jetzt oder in jüngeren Jahren. Wiederholen Sie die Formeln immer wieder. Spüren Sie, wie Sie ganz von liebevoller Freundlichkeit erfüllt werden. Nehmen Sie wahr, wie sich Ihr Herz öffnet und Reiki empfängt.

01

Legen Sie beide Hände auf oder über das Herz und spüren Sie, wie es weich wird. Sagen Sie sich vor: »Möge ich mit Liebe und Freundlichkeit erfüllt sein. Möge ich zufrieden sein. Möge ich gesund sein. Mögen mir Sicherheit und Frieden zuteil werden.«

DAS HERZ ÖFFNEN

Metta ist eine Meditation, mit der sich die Verbindung zum Herz-*ki* herstellen lässt. Mit Worten, Bildern und Gefühlen richten wir liebevolle Freundlichkeit an uns selbst und andere. Regelmäßiges Üben kann das Leben verändern. Notieren Sie, was Ihr Herz Ihnen sagt, um die aufgezeigte Richtung im Leben bewusst einschlagen zu können.

03

Weiten Sie die Meditation auf Menschen aus, die Ihnen lieb sind, dann auf alle Lebewesen und zuletzt auf das ganze Universum. Wiederholen Sie dabei die Formel vom Anfang und ersetzen Sie das »ich« zuerst durch »ihr« und dann durch »alles«.

04

Diese heilende Meditation erfordert etwas Geduld. Nehmen Sie sich Zeit, um Widerstände zu überwinden, und lassen Sie sich leiten, wenn Sie einen entsprechenden Impuls verspüren.

05

Abschließend bringen Sie die Hände in die *gasshō*-Haltung und danken Reiki. Spüren Sie ganz bewusst tiefe Dankbarkeit.

GUT ZU WISSEN

NUTZEN Hilft, auf die Stimme des Herzens zu hören und ihr zu folgen; fördert Freundlichkeit, Zugewandtheit und Frieden

ZEIT 25 Minuten, bei Bedarf länger

VORBEREITUNG Finden Sie einen angenehmen, sicheren Ort und setzen Sie sich auf einen Stuhl oder legen Sie sich auf den Boden. Augen schließen und atmen, den Körper entspannen. Bringen Sie die Hände in die *gasshō*-Haltung (siehe Seite 30–31) und spüren Sie einige Minuten lang bewusst die Reiki-Energie.

DIE INTUITION STÄRKEN

Das dritte Auge steht in Beziehung zur himmlischen Energie und zum Spirituellen. Die Meditation *Reiji Hō* (»vom Geist geleitet«) hilft, Zugang zur eigenen Intuition und zu höheren Bewusstseinsebenen zu finden.

GUT ZU WISSEN

NUTZEN Regelmäßiges Üben stärkt die Intuition und vertieft die Spiritualität.

ZEIT So lange wie nötig. Diese Meditation kann etwas Übung erfordern.

VORBEREITUNG Bequem sitzen oder liegen, die Augen schließen, die *gasshō*-Haltung (siehe Seite 30–31) einnehmen und Reiki spüren.

01

Die Hände in die *gasshō*-Haltung bringen und langsam auf Kopfhöhe heben. Die Handflächen auf die Stirn legen und durch die Hände Reiki ins dritte Auge atmen. Bitten Sie den Geist, Sie dorthin zu führen, wo Heilung nötig ist, und Ihre Fragen zu beantworten.

02

Führen Sie die Hände, wohin sie gelenkt werden, und geben Sie Reiki. Behandeln Sie auf diese Weise alle Bereiche, die Heilung benötigen.

03

Zum Abschluss der Meditation die Hände wieder in die *gasshō*-Haltung führen und Reiki danken.

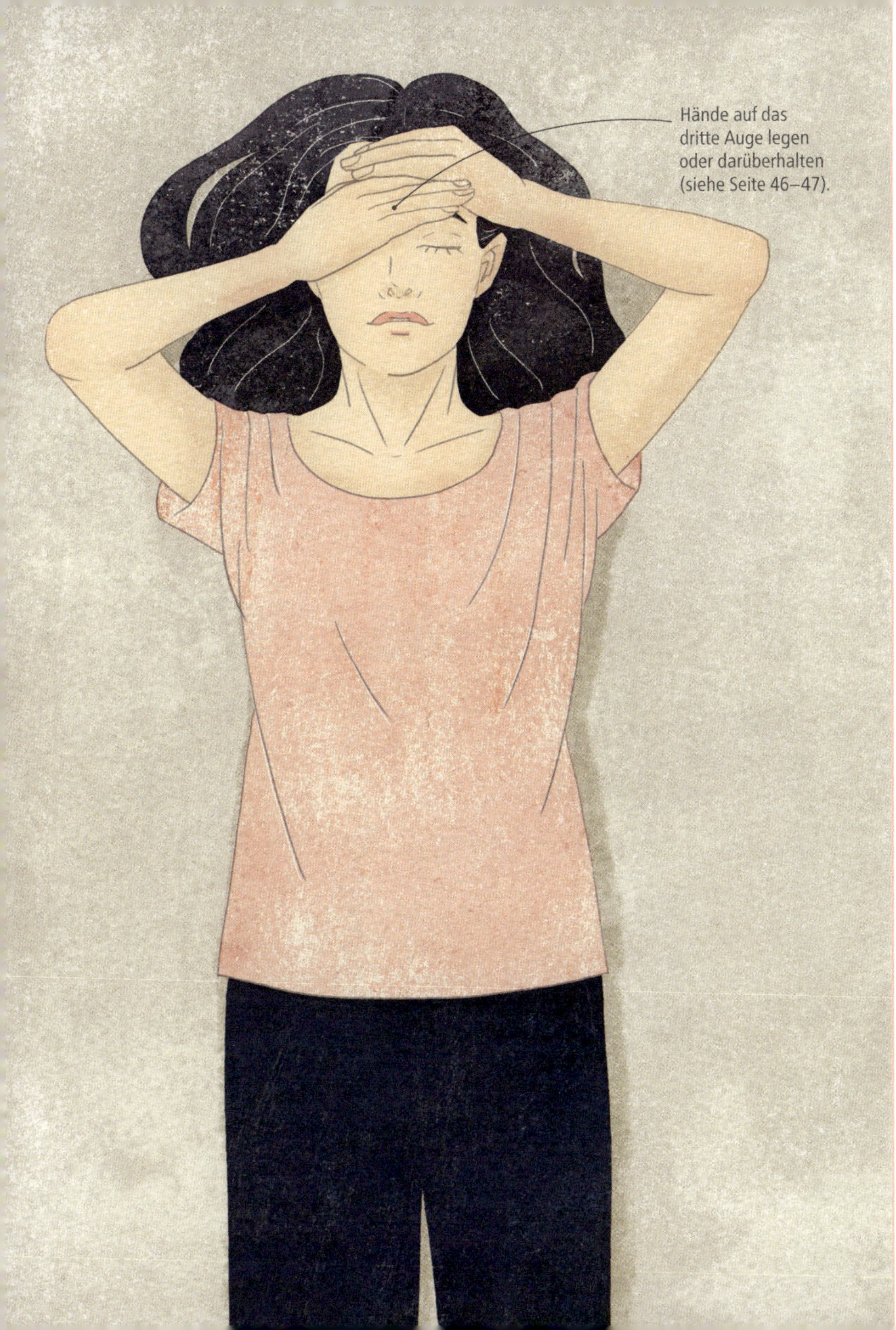
Hände auf das
dritte Auge legen
oder darüberhalten
(siehe Seite 46–47).

MORGEN-MEDITATION

Hatsurei Hō (»den Geist klären«) eignet sich sehr gut als morgendliche Meditation, weil diese Übung die Beziehung zu Intuition, Herz und Seele sowie zur Natur und zu anderen Lebewesen stärkt. Dieses Ritual unterstützt Sie dabei, konzentriert in den neuen Tag zu starten.

01

Träufeln Sie etwas ätherisches Orangenöl in Ihre Handflächen und verreiben Sie es. Dann halten Sie die gewölbten Hände vor die Nase und atmen mehrmals sanft ein.

GUT ZU WISSEN

NUTZEN Ausgleichend; beseitigt geistige, körperliche und seelische Blockaden; reinigt und belebt; vertieft andere spirituelle Praktiken

ZEIT 15 Minuten, bei Bedarf länger

REQUISITEN Ätherisches Orangenöl (Bio-Qualität)

ACHTUNG In der Schwangerschaft ätherische Öle nur nach Rücksprache mit einem qualifizierten Aromatherapeuten anwenden.

02

Fangen Sie mit Trockenbaden (siehe Seite 60–61) an. Liegen oder sitzen Sie bequem, die Hände auf dem Schoß, die Handflächen zeigen nach oben. Atmen Sie einige Minuten lang Reiki in Ihr *hara*.

03

Bringen Sie die Hände vor Ihrem Herzen in die *gasshō*-Haltung. Stellen Sie sich vor, Reiki durch die Hände immer tiefer in den Herzbereich einzuatmen. 5–10 Minuten fortsetzen.

04

Stellen Sie sich beim Ausatmen vor, wie Reiki-Energie aus dem Herzen entweicht und Ihr ganzes Wesen durchdringt. Nach einigen Minuten senden Sie Reiki auch in Ihre Aura.

05

Noch einmal einige Minuten später weiten Sie Reiki auf den Raum aus, dann auf die Erde und am Ende auf das Universum. Abschließend die *gasshō*-Haltung einnehmen und danken.

02

Sitzen Sie bequem, bringen Sie die Hände in die *gasshō*-Haltung (siehe Seite 30–31) und spüren Sie Reiki. Nun die Hände in den Schoß legen, die Handflächen zeigen nach unten.

01

Einige Tropfen Öl in die Handflächen geben und verreiben. Halten Sie die Hände schalenförmig vor die Nase und atmen Sie mehrmals sanft ein.

NACHMITTAGSMEDITATION

Am Nachmittag verspüren wir oftmals ein Energie- oder Stimmungstief. Der Meditation namens *Koki Hō* (»mit dem Atem heilen«) liegt zugrunde, durch die Atmung Reiki zu geben. Man kann sie überall durchführen, auch in der Öffentlichkeit.

03

Erspüren Sie, wo Körper und Geist Reiki-Energie benötigen. Füllen Sie beim Einatmen durch die Nase Ihr *hara*, den Zwerchfellbereich und die Lunge mit Reiki.

04

Formen Sie die Lippen zu einem »O«. Atmen Sie langsam und vollständig aus. Senden Sie Reiki mit dem Atem in alle Bereiche, in denen es benötigt wird.

05

Zum Abschluss die Hände in die *gasshō*-Haltung führen und Reiki danken.

GUT ZU WISSEN

NUTZEN Hilft, die eigene Mitte wiederzufinden; spendet Energie, fördert Konzentration und Motivation

ZEIT So viel wie nötig

REQUISITEN Ätherisches Pfefferminzöl (Bio-Qualität)

ACHTUNG Bei Schwindelgefühl aufhören und normal atmen. Erst nach völliger Erholung erneut beginnen. In der Schwangerschaft dürfen ätherische Öle nur nach Rücksprache mit einem qualifizierten Aromatherapeuten angewendet werden.

ABENDMEDITATION

Guter Schlaf ist wichtig für Gesundheit und Wohlbefinden, aber vielen Menschen fällt es schwer, den Alltagsstress abzuschütteln und wieder zu sich selbst zu finden. Führen Sie diese Meditation regelmäßig aus und nehmen Sie sich bei jedem Schritt Zeit, um herunterzuschalten und sich auf einen ruhigen, erfrischenden Schlaf vorzubereiten.

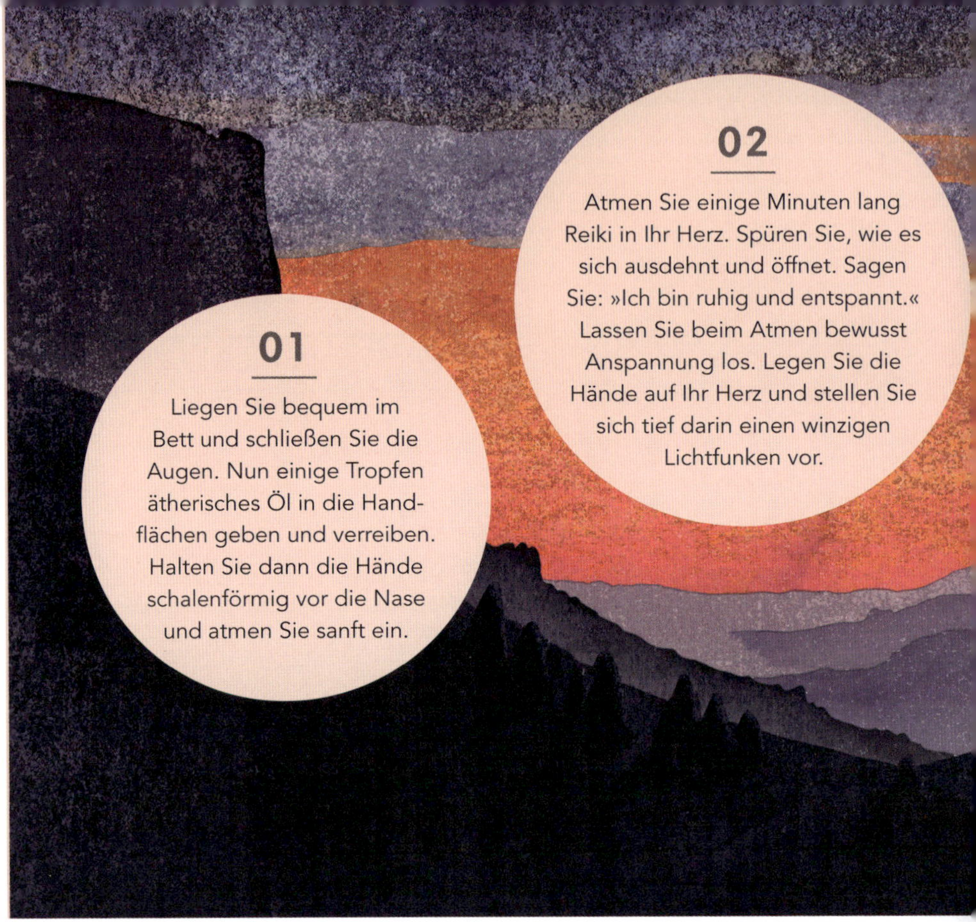

01

Liegen Sie bequem im Bett und schließen Sie die Augen. Nun einige Tropfen ätherisches Öl in die Handflächen geben und verreiben. Halten Sie dann die Hände schalenförmig vor die Nase und atmen Sie sanft ein.

02

Atmen Sie einige Minuten lang Reiki in Ihr Herz. Spüren Sie, wie es sich ausdehnt und öffnet. Sagen Sie: »Ich bin ruhig und entspannt.« Lassen Sie beim Atmen bewusst Anspannung los. Legen Sie die Hände auf Ihr Herz und stellen Sie sich tief darin einen winzigen Lichtfunken vor.

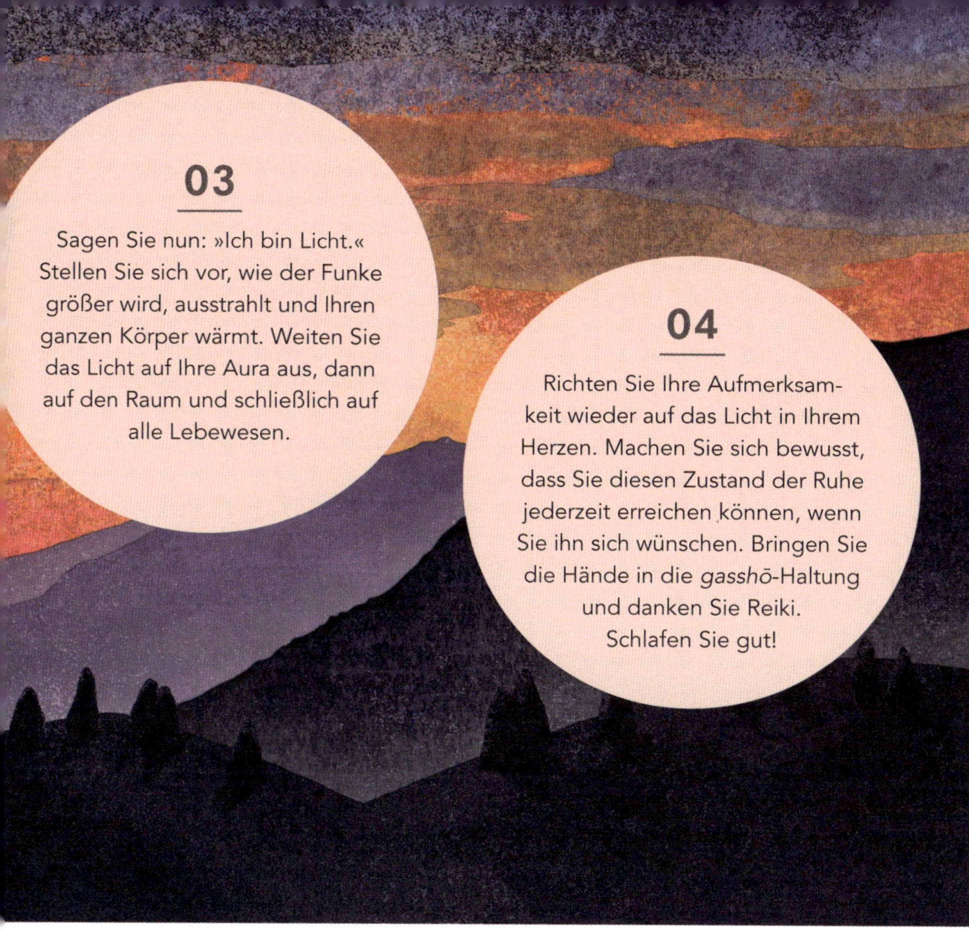

03

Sagen Sie nun: »Ich bin Licht.« Stellen Sie sich vor, wie der Funke größer wird, ausstrahlt und Ihren ganzen Körper wärmt. Weiten Sie das Licht auf Ihre Aura aus, dann auf den Raum und schließlich auf alle Lebewesen.

04

Richten Sie Ihre Aufmerksamkeit wieder auf das Licht in Ihrem Herzen. Machen Sie sich bewusst, dass Sie diesen Zustand der Ruhe jederzeit erreichen können, wenn Sie ihn sich wünschen. Bringen Sie die Hände in die *gasshō*-Haltung und danken Sie Reiki.
Schlafen Sie gut!

GUT ZU WISSEN

NUTZEN Beruhigt den Geist und entspannt den Körper; vertieft andere spirituelle Praktiken; fördert guten Schlaf und lebendige Träume, wirksam für gesunde Schlafroutine

ZEIT 15 Minuten, bei Bedarf länger

REQUISITEN Ätherisches Weihrauchöl (Bio-Qualität)

ACHTUNG In der Schwangerschaft ätherische Öle nur nach Rücksprache mit einem qualifizierten Aromatherapeuten anwenden.

ENERGIE-BLOCKADEN LÖSEN

Diese heilende Meditation nutzt den Atem, um den sieben Chakren Reiki-Energie zu geben, Blockaden zu beseitigen und das Gleichgewicht wiederherzustellen. Geben Sie Reiki Zeit, auf die einzelnen Chakren zu wirken, und spüren Sie, wie sie im heilenden Licht weich und weit werden.

GUT ZU WISSEN

NUTZEN Beseitigt Blockaden, verbessert den Energiefluss, reinigt und stärkt Körper, Geist, Emotionen und Seele; verbessert den Zugang zur Intuition

ZEIT So lange wie nötig. Lassen Sie sich von Reiki leiten.

VORBEREITUNG Falls nötig, die Lage der Chakren (siehe Seite 42–43) nachlesen. Setzen Sie sich mit geradem Rücken an einen ruhigen Platz, schließen Sie die Augen. Die *gasshō*-Haltung einnehmen und Reiki spüren.

01

Atmen Sie Reiki in Ihr Wurzelchakra, auf dem das Gewicht Ihres Körpers ruht. Wiederholen Sie: »Ich bin geerdet, gestützt und erfüllt.«

02

Nach einer Weile richten Sie Ihre Aufmerksamkeit auf Ihr Sakralchakra, das Zentrum der emotionalen Intelligenz. Stellen Sie sich ein Licht vor, das sich hier ausbreitet, und wiederholen Sie: »Meine Realität schaffe ich mir selbst.«

03

Wenden Sie sich Ihrem Solarplexuschakra zu, wo die persönliche Kraft lokalisiert ist. Atmen Sie heilendes Licht in diesen Bereich und sagen Sie laut: »Ich bin es wert, meinen Leidenschaften und Neigungen zu folgen.«

04

Danach atmen Sie Reiki in Ihr Herzchakra und sagen: »Ich bin Liebe, ich gebe Liebe, ich bin offen für die Liebe.« Wenden Sie sich dem Halschakra zu, das mit dem persönlichen Willen verbunden ist, und sagen Sie: »Ich drücke mich ungehemmt aus.«

05

Atmen Sie anschließend ins dritte Auge, den Sitz der Intuition, und sagen Sie: »Ich vertraue auf meine Intuition.« Zuletzt atmen Sie in Ihr Kronenchakra, das Zentrum Ihrer Ganzheit, und sagen: »Das Universum trägt mich.«

06

Spüren Sie bewusst die Ausgeglichenheit Ihrer Chakren. Sprechen Sie die Affirmation: »Ich bin ganz.« Abschließend die Hände in die *gasshō*-Haltung bringen.

RÄUME REINIGEN

Menschen, technische Geräte, Umwelteinflüsse und Ereignisse können verbrauchte Energie oder negative Schwingungen hinterlassen. Mit Reiki lassen sich solche Rückstände beseitigen. Die *Byōsen*-Technik hilft, negative Energiefelder intuitiv aufzuspüren. Wenden Sie sie beim Hausputz oder vor dem Einzug in eine neue Wohnung an.

01

Atmen Sie dreimal tief und langsam in Ihr *hara*. Spüren Sie, wie Sie geerdet sind und vom Universum getragen werden. Stellen Sie sich dann vor, ein Tor ins Innere der Erde zu öffnen.

02

Schauen Sie sich langsam und mit wacher Intuition im Raum um. Wenn Sie stagnierende Energie wahrnehmen, stellen Sie sich vor, wie Sie diese einsammeln und in die Mitte des Raums bringen.

GUT ZU WISSEN

NUTZEN Erneuert die Energie und lässt Räume heller wirken; hilft, innere Energieblockaden zu lösen

ZEIT Lassen Sie sich von Reiki leiten. Der Zeitbedarf hängt von der Raumgröße ab.

VORBEREITUNG Mit dem Trockenbaden (siehe Seite 60–61) beginnen. Mitten im Raum stehend, die Hände in die *gasshō*-Haltung führen (siehe Seite 30–31) und Reiki spüren.

03

Fahren Sie fort, bis Sie alle negativen Energien im Raum eingesammelt haben. Dann schicken Sie sie durch das Tor tief ins Erdinnere. Stellen Sie sich vor, wie Reiki die Energien auffrischt und positive Schwingungen verbreitet.

04

Spüren Sie, wie viel heller und freundlicher sich der Raum anfühlt. Atmen Sie dreimal tief und langsam in Ihr *hara* und schließen Sie die Übung mit Trockenbaden ab. Danach die *gasshō*-Haltung einnehmen und danken.

DIE SPIRITUALITÄT ERWEITERN

Regelmäßig ausgeführt, vertieft diese Meditation die Verbindung zum himmlischen, irdischen und Herz-*ki* durch die *tandens* – die drei Energiezentren im Körper.

GUT ZU WISSEN

NUTZEN Fördert die spirituelle Entwicklung, vertieft die Meditation; stärkt körperliches, emotionales und geistiges Wohlbefinden

ZEIT 35 Minuten

VORBEREITUNG Setzen Sie sich mit geradem Rücken an einen ruhigen Platz, die Füße fest auf dem Boden, Augen geschlossen. Hände in die *gasshō*-Haltung (siehe Seite 30–31) führen, Reiki spüren, langsam durch die Nase ein- und ausatmen.

01

Legen Sie die Hände auf das *hara* oder darüber. Stellen Sie sich vor, weißes Licht hineinzuatmen – 10 Minuten lang mit jedem Atemzug tiefer. Achten Sie auf Gefühle oder Wahrnehmungen, die sich dabei einstellen.

02

Legen Sie die Hände auf das Herz, das Zentrum Ihrer Emotionen. Wiederholen Sie Atmung und Visualisierung wie beim ersten Schritt.

03

Legen Sie die Hände auf das dritte Auge, den Sitz der Intuition. Wiederholen Sie Atmung und Visualisierung.

04

Atmen Sie 5 Minuten lang in alle drei Energiezentren. Abschließend nehmen Sie die *gasshō*-Haltung ein und danken Reiki.

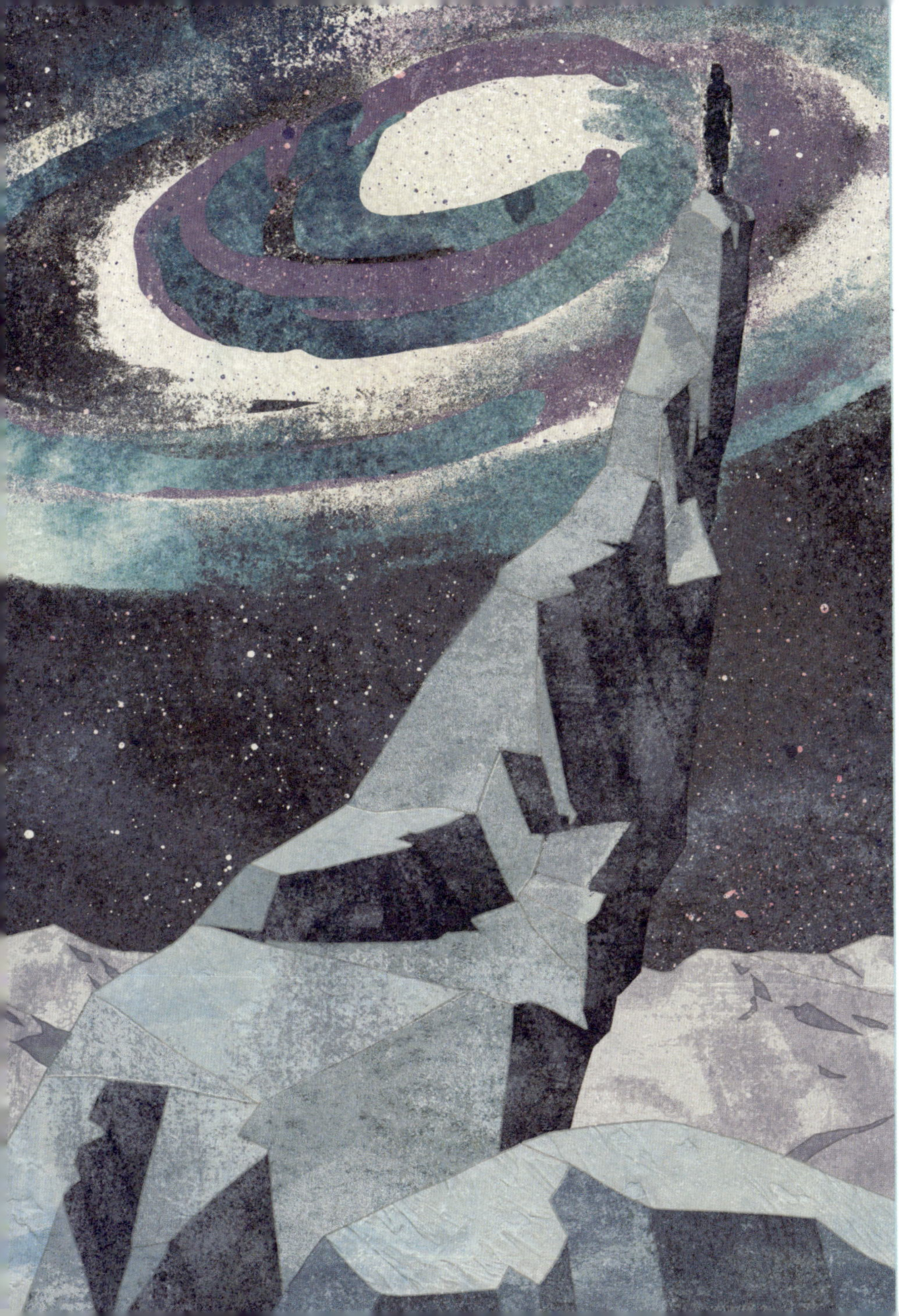

01

Legen Sie die Hände in den Schoß, die Handflächen zeigen nach oben. Atmen Sie langsam und tief. Stellen Sie sich beim Einatmen vor, wie weißes Licht in Ihr *hara* strömt. Lassen Sie beim Ausatmen bewusst alle Anspannung los.

02

Beim nächsten Ausatmen stoßen Sie ein hörbares »Aahhh« aus. Spüren Sie, wie Ihre Aura nun von dem weißen Licht erhellt wird.

VERBINDUNG ZU SPIRITUELLEN FÜHRERN

Spirituelle Führer können Engel, magische Wesen oder verstorbene geliebte Menschen sein. Man kann sie herbeirufen, um Orientierung auf seinem Lebensweg zu bekommen. Diese Meditation hilft, eine Verbindung zu ihnen herzustellen. Mit der Zeit werden Sie eigene Wege finden, Kontakt aufzunehmen.

03

Richten Sie mit geschlossenen Augen die Aufmerksamkeit auf Ihr drittes Auge. Spüren Sie, wie es sich immer weiter öffnet, wenn das helle Licht hineinströmt. Um Kontakt mit den spirituellen Führern aufzunehmen, sagen Sie: »Liebe Führer der höchsten Wahrheit und des Mitgefühls, ich heiße euch willkommen, jetzt mit mir in Verbindung zu treten«.

04

Atmen Sie ruhig weiter und nehmen Sie sich Zeit für Ihre Führer. Wenn Sie sie nicht sofort spüren, halten Sie an Ihrer Absicht fest und vertrauen Sie darauf, dass sie bei Ihnen sind. Schließen Sie die Übung mit der *gasshō*-Haltung ab. Danken Sie Reiki und Ihren Führern.

GUT ZU WISSEN

NUTZEN Verstärkt die spirituelle Empfänglichkeit und intensiviert die Erfahrung der Selbstheilung

ZEIT Lassen Sie sich von Reiki leiten.

VORBEREITUNG Setzen Sie sich ungestört an einen ruhigen Platz und atmen Sie durch die Nase. Die Hände in die *gasshō*-Haltung (siehe Seite 30–31) bringen und die Reiki-Energie spüren.

ACHTUNG Anfangs kann diese Übung überfordern. Nehmen Sie sich Zeit. Üben Sie geduldig und regelmäßig, sich mit ihren spirituellen Führern zu verbinden.

HEILENDE ÜBUNGEN

02

Legen Sie beide Hände auf den Körperbereich, in dem Sie Schmerzen, Verspannung oder Unbehagen spüren. Stellen Sie sich vor, der Bereich wird von dem hellen Licht (der Reiki-Energie) durchflutet.

01

Atmen Sie langsam und tief. Bei jedem Ausatmen fühlen Sie sich entspannter. Setzen Sie sich das Ziel, wahrgenommene Schmerzen zum Abklingen zu bringen.

SCHMERZEN BEHANDELN

Mit Reiki lassen sich die natürlichen Selbstheilungskräfte aktivieren. Auch tägliches Meditieren kann dem Körper helfen, Beschwerden besser zu verkraften. Schmerzen sind oft ein Zeichen dafür, dass an einer ganz anderen Stelle etwas nicht stimmt, aber weggedrückt wird. Diese sanfte Meditation hilft, besser wahrzunehmen, was Ihnen Ihr Körper mitteilen will.

03

Bleiben Sie so lange wie nötig in dieser Position. Achten Sie auf Ihren Körper, vor allem auf Veränderungen des Schmerzes. Falls nicht sofort eine Besserung eintritt, vertrauen Sie darauf, dass die Schmerzen bei regelmäßiger Behandlung nachlassen werden.

04

Zum Beenden der Meditation führen Sie die Hände in die *gasshō*-Haltung und danken Reiki.

GUT ZU WISSEN

NUTZEN Lindert körperliche Schmerzen und Verspannungen, fördert guten Schlaf, spendet Energie, hebt die Stimmung

ZEIT 15–60 Minuten

VORBEREITUNG Nehmen Sie an einem angenehmen, ruhigen Ort die *gasshō*-Haltung (siehe Seite 30–31) ein, atmen Sie tief und langsam ins *hara* und spüren Sie bewusst die Reiki-Energie.

ACHTUNG Bei anhaltenden oder zunehmenden Schmerzen sollten Sie einen Arzt konsultieren.

RÜCKENSCHMERZEN LINDERN

Rückenbeschwerden haben nicht nur körperliche Ursachen. Schmerzen und Steifheit können auch durch emotionale Belastungen verursacht werden, etwa durch finanzielle Sorgen, Überarbeitung oder Kummer. Mit dieser Meditation sorgen Sie gut für Ihren Rücken.

GUT ZU WISSEN

NUTZEN Lindert Schmerzen, indem Energieblockaden gelöst werden; hilft, intuitiv die Schmerzursache zu finden

ZEIT 25 Minuten; bei Bedarf länger, möglichst täglich üben

VORBEREITUNG Sitzen oder, wenn das zu schmerzhaft ist, liegen Sie bequem. Augen schließen. Die *gasshō*-Haltung (siehe Seite 30–31) einnehmen, ins *hara* atmen und die Reiki-Energie spüren.

ACHTUNG Bei anhaltenden oder zunehmenden Schmerzen sollten Sie Ihren Arzt konsultieren.

01

Nehmen Sie sich vor, Ihre Schmerzen zu lindern. Atmen Sie langsam und tief und stellen Sie sich vor, wie Energie in Ihr *hara* fließt. Fühlen Sie, wie Ihr Atem heilendes Licht in den Rücken transportiert. Bleiben Sie 5–10 Minuten dabei.

02

Atmen Sie weiter Reiki in die schmerzende Region. Umfassen Sie mit den Händen den unteren Rücken, 20 Minuten oder länger. Wenn die Hände ermüden, dürfen sie einen Moment ausruhen, aber konzentrieren Sie sich weiter darauf, Reiki zu geben.

03

Abschließend dreimal tief ins *hara* atmen, die *gasshō*-Haltung einnehmen und Reiki danken.

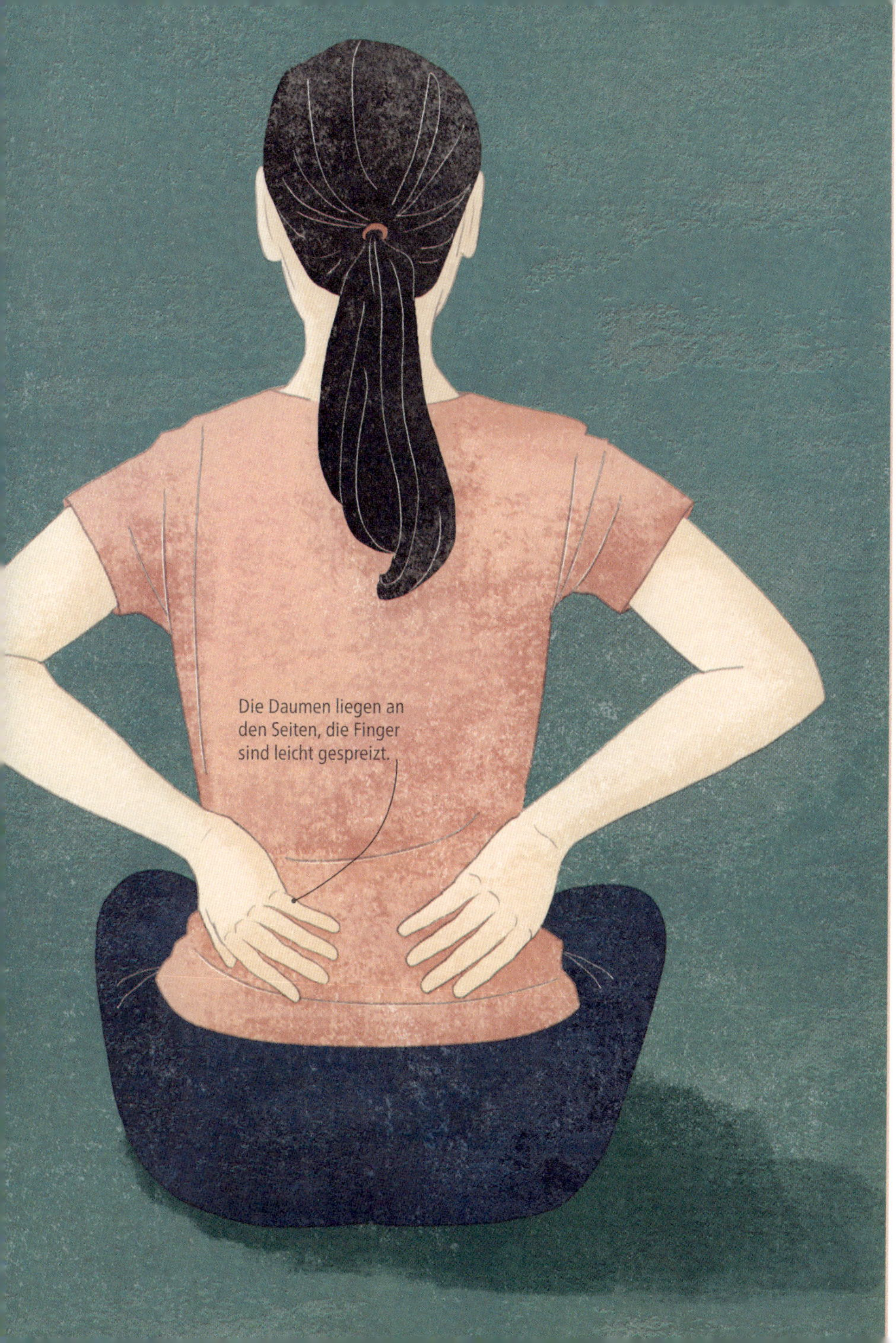
Die Daumen liegen an
den Seiten, die Finger
sind leicht gespreizt.

DIE VERDAUUNG STÄRKEN

Diese Meditationsübung zielt auf die Darmgesundheit ab. Sie kann einen trägen Darm anregen und einen gereizten Darm beruhigen. Besonders hilfreich ist sie bei Bauchschmerzen oder Übelkeit.

GUT ZU WISSEN

NUTZEN Reiki-Energie kann die Verdauung anregen und weniger offensichtliche Folgeprobleme wie Müdigkeit oder Anspannung lindern.

ZEIT 10 Minuten, ansteigend bis zu 1 Stunde

VORBEREITUNG Sitzen Sie bequem an einem ruhigen Platz. Langsam und tief atmen, die *gasshō*-Haltung einnehmen und die Reiki-Energie spüren.

ACHTUNG Bei zunehmenden oder anhaltenden Schmerzen sollten Sie einen Arzt aufsuchen.

01

Legen Sie beide Hände auf oder über das Solarplexuschakra (siehe Seite 52–53). Stellen Sie sich vor, Reiki-Energie aus der Erde und vom Himmel einzuatmen und dorthin zu senden.

02

Stellen Sie sich die heilende Energie leuchtend gelb vor – wie die Sonne.

03

Atmen Sie tief und langsam, sodass sich die heilende gelbe Energie mit jedem Atemzug weiter ausbreitet.

04

Bleiben Sie so lange dabei, wie es nötig ist. Abschließend die Hände in die *gasshō*-Haltung führen und der Reiki-Energie danken.

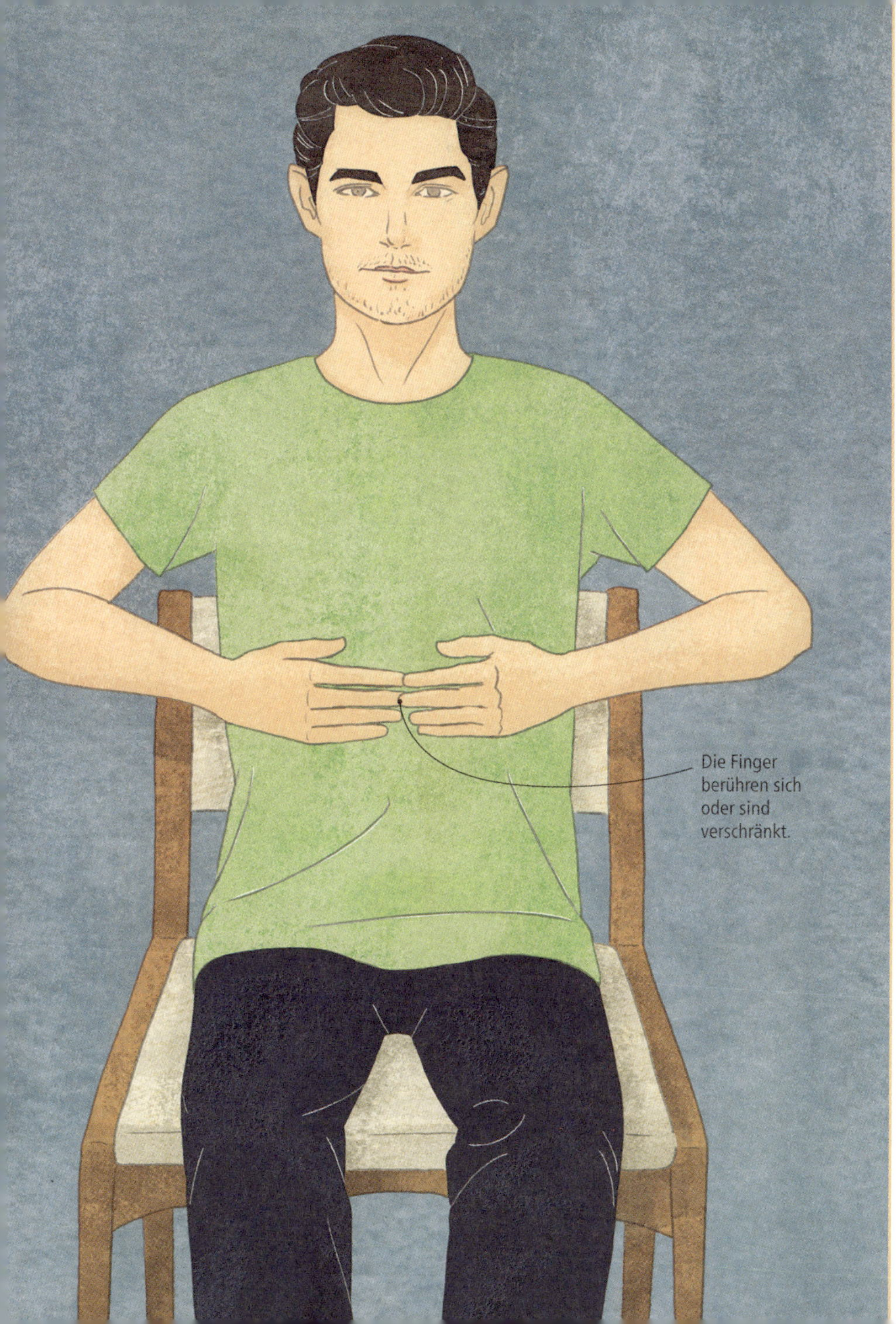
Die Finger berühren sich oder sind verschränkt.

01

Sie liegen im Bett, die Arme ruhen seitlich neben dem Körper, Handflächen nach oben. Nehmen Sie sich einige Minuten Zeit, Reiki auf den ganzen Körper wirken zu lassen – von den Fußsohlen bis zur Schädeldecke.

02

Lassen Sie Reiki bewusst auf alle Ebenen wirken – Emotionen, Seele, Geist und Körper – dann auf Ihre Aura, auf das Schlafzimmer und darüber hinaus. Sie atmen Licht und Liebe.

BESSER SCHLAFEN

Diese Reiki-Meditation unterstützt dabei, durch universelle Energie, Visualisierung und Stille zur Ruhe zu kommen. Am besten führen Sie sie nach einem Reiki-Wannenbad (siehe Seite 80–81) durch. Lassen Sie beim Ausatmen los, was für Sie nicht mehr nützlich ist.

03

Sie können nun eine Hand auf Herz oder *hara* legen oder darüber halten. Atmen Sie ruhig weiter. Stellen Sie sich den weiten, dunklen Himmel vor, dessen Sterne ihr heilendes Licht zur Erde senden.

04

Atmen Sie bewusst und sprechen Sie die Affirmation aus: »Ich bin Frieden, Ruhe und Liebe.« Wiederholen Sie dies, solange Sie das Bedürfnis haben.

05

Baden Sie zum Abschluss im Licht der Sterne. Liegen Sie still und ruhig und warten Sie, bis der Schlaf von selbst kommt.

GUT ZU WISSEN

NUTZEN Klärt den Geist, lindert Stress und Sorgen

ZEIT Lassen Sie sich von Reiki leiten.

VORBEREITUNG Liegen Sie in einem ruhigen, abgedunkelten Schlafzimmer entspannt im Bett und schließen Sie die Augen. Die Hände in die *gasshō*-Haltung führen (siehe Seite 30–31) und die Reiki-Energie spüren.

KOPFSCHMERZEN MILDERN

Diese Behandlung hilft, Stress und Anspannung – häufige Ursachen für Kopfschmerzen und Migräne – abzubauen. Beim Einatmen versorgen wir Geist und Körper mit Sauerstoff, beim Ausatmen lassen wir Giftstoffe entweichen, die uns belasten. Bevor Sie beginnen, nehmen Sie sich bewusst vor, Klarheit, Konzentration und Energiefluss zu verbessern.

GUT ZU WISSEN

NUTZEN Lindert Spannungskopfschmerzen und Migräne

ZEIT Bis zu einer Stunde, bis der Schmerz nachlässt

VORBEREITUNG In einem ruhigen, dunklen Raum bequem sitzen oder liegen. Die *gasshō*-Haltung einnehmen, Reiki spüren.

ACHTUNG Bei anhaltenden oder zunehmenden Schmerzen einen Arzt aufsuchen.

01

Atmen Sie einige Male tief in Ihr *hara*. Dann leiten Sie den Atem zunächst zu Ihrem Solarplexuschakra und danach zum dritten Auge (Positionen der Chakren siehe Seite 43).

02

Atmen Sie 10 Minuten ruhig weiter. Dann legen Sie die rechte Hand über den Haaransatz auf die Stirn und die linke Hand auf den Hinterkopf.

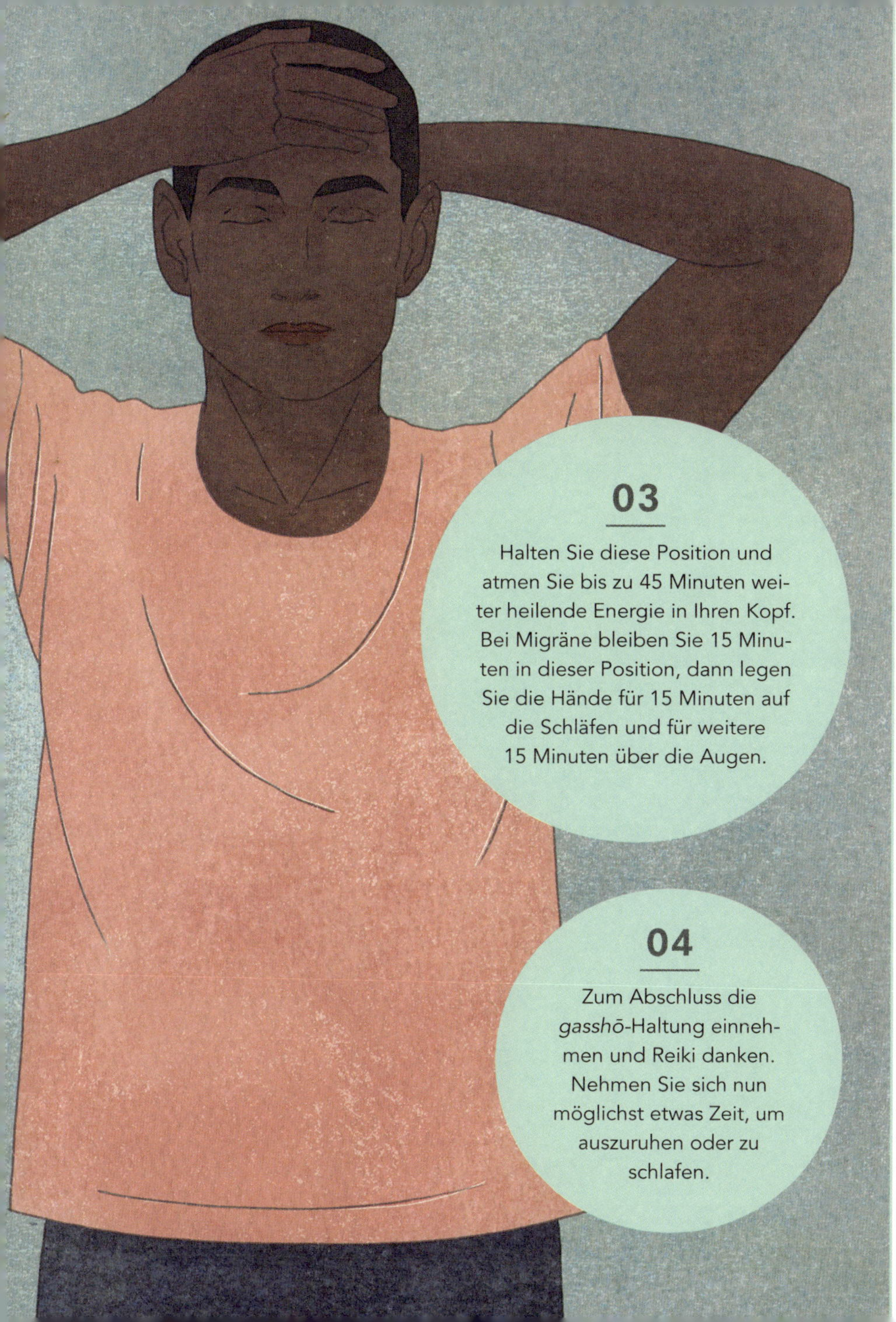

03

Halten Sie diese Position und atmen Sie bis zu 45 Minuten weiter heilende Energie in Ihren Kopf. Bei Migräne bleiben Sie 15 Minuten in dieser Position, dann legen Sie die Hände für 15 Minuten auf die Schläfen und für weitere 15 Minuten über die Augen.

04

Zum Abschluss die *gasshō*-Haltung einnehmen und Reiki danken. Nehmen Sie sich nun möglichst etwas Zeit, um auszuruhen oder zu schlafen.

ERKÄLTUNGS-BESCHWERDEN VERRINGERN

Regelmäßige Reiki-Ganzbehandlungen (siehe Seite 42–57) stärken das Immunsystem, dennoch ist man gegen Erkältungen nicht immer gefeit. Diese Übung hilft, Beschwerden zu lindern. Empfehlenswert auch bei Nebenhöhlenentzündungen und Heuschnupfen.

GUT ZU WISSEN

NUTZEN Lindernd bei erhöhter Temperatur, Halsschmerzen, verstopfter Nase und festsitzendem Husten

ZEIT 25 Minuten (5 Minuten pro Schritt), danach genug Zeit zum Ausruhen

REQUISITEN Diffusor mit einigen Tropfen japanischem Minzöl oder ätherischem Eukalyptusöl

VORBEREITUNG Legen Sie sich in einem ruhigen Raum hin und schalten Sie den Diffusor ein. Die Augen schließen, *gasshō*-Haltung (siehe Seite 30–31) einnehmen und Reiki spüren. Nehmen Sie sich bewusst vor, mit dieser Energie Linderung herbeizuführen.

ACHTUNG In der Schwangerschaft ätherische Öle nur nach Rücksprache mit einem qualifizierten Aromatherapeuten anwenden.

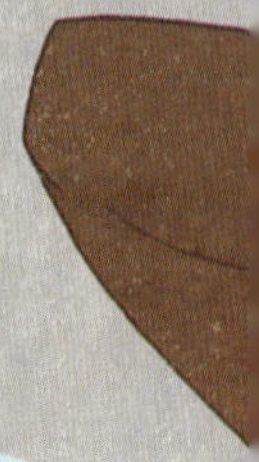

01

Legen Sie beide Hände auf das Kronenchakra (siehe Seite 43) oder halten Sie sie darüber. Geben Sie Reiki. Nach 5 Minuten legen Sie die Hände über die Augen. Diese Position halten.

02

Legen Sie Ihre Hände auf die Ohren und senden Sie heilende Energie dorthin. Atmen Sie bewusst die beruhigenden Dämpfe des Öls ein.

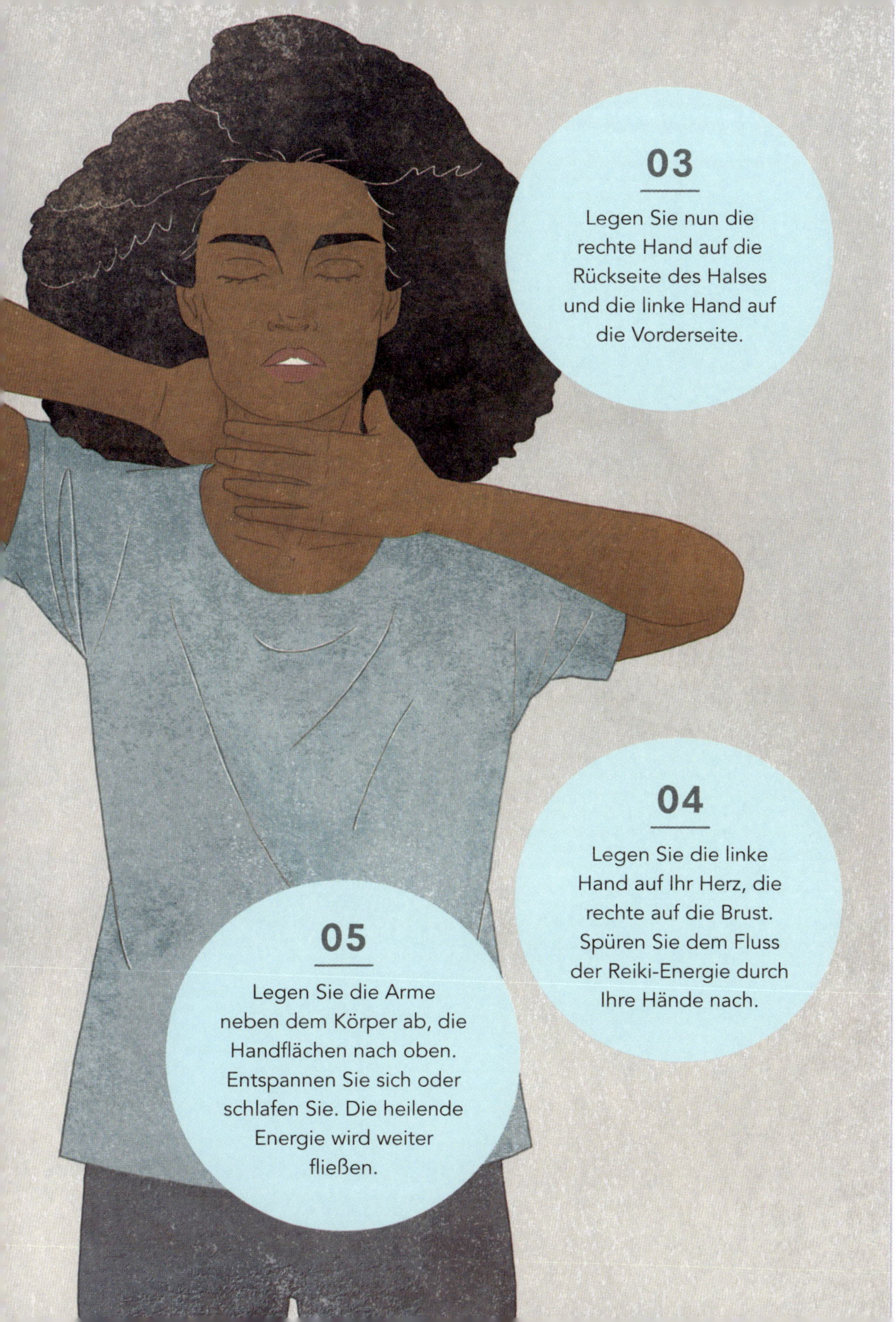

03

Legen Sie nun die rechte Hand auf die Rückseite des Halses und die linke Hand auf die Vorderseite.

04

Legen Sie die linke Hand auf Ihr Herz, die rechte auf die Brust. Spüren Sie dem Fluss der Reiki-Energie durch Ihre Hände nach.

05

Legen Sie die Arme neben dem Körper ab, die Handflächen nach oben. Entspannen Sie sich oder schlafen Sie. Die heilende Energie wird weiter fließen.

01

Wer möchte, kann seine spirituellen Führer um Unterstützung bitten. Legen Sie die rechte Hand auf das Kronenchakra und die linke auf das Solarplexuschakra (siehe Seite 43).

02

Atmen Sie Reiki – an den Fußsohlen beginnend über den Solarplexus bis zum Oberkopf. Zählen Sie beim Einatmen bis vier. Die Luft anhalten und bis vier zählen, dann beim Ausatmen bis vier zählen. Lassen Sie dabei los, was für Sie nicht mehr nützlich ist.

DIE STIMMUNG AUFHELLEN

Ein Kerngedanke des Reiki besagt, dass die universelle Energie uns alle verbindet. Darum sind wir nie allein, selbst wenn wir uns deprimiert oder hoffnungslos fühlen. Diese Übung hilft, Blockaden abzubauen und wieder Zugang zur eigenen Kraft, Weisheit und Liebe zu finden.

03

Atmen Sie in dieser Weise weiter. Nehmen Sie bewusst wahr, wie sich das Licht, das Sie atmen, ausbreitet, Ihre Aura und dann den Raum um Sie herum erfüllt.

04

Sprechen Sie 10 Minuten lang die Affirmation: »Ich bin stark.« Wer geübt ist, kann die Zeit auf 20 Minuten ausdehnen.

05

Führen Sie die Hände in die *gasshō-Haltung* und denken Sie an drei Dinge, für die Sie heute dankbar sind. Danken Sie Reiki und beenden Sie die Übung mit Trockenbaden.

GUT ZU WISSEN

NUTZEN Lindert depressive Verstimmungen, fördert die Ausschüttung von Wohlfühlhormonen, verstärkt positive Schwingungen

ZEIT 15–25 Minuten. Lassen Sie sich von Reiki leiten.

VORBEREITUNG Beginnen Sie in einem ruhigen Raum mit dem Trockenbaden (siehe Seite 60–61). Mit geschlossenen Augen sitzen oder liegen, die *gasshō*-Haltung (siehe Seite 30–31) einnehmen und Reiki spüren.

ACHTUNG Bei anhaltenden oder zunehmenden depressiven Verstimmungen sollten Sie professionelle Hilfe in Anspruch nehmen.

ANSPANNUNG LÖSEN

Die meisten Menschen leiden gelegentlich unter nervöser Anspannung. Die Ursachen können körperlicher, seelischer oder geistiger Art sein, typische Folgen sind Schlaf- und Konzentrationsstörungen oder Verdauungsbeschwerden. Bewusstes Atmen, eine positive Grundeinstellung und Reiki können helfen, Stress und Sorgen besser zu verkraften.

GUT ZU WISSEN

NUTZEN Beruhigend bei Angst, Sorgen und nervöser Anspannung; verbessert Konzentration, Schlaf und Allgemeinbefinden

ZEIT Lassen Sie sich von Reiki leiten.

VORBEREITUNG Die fünf Reiki-Lebensregeln (siehe Seite 26–27) lesen. Legen Sie sich bequem hin, Arme neben dem Körper, Handflächen zeigen nach oben. Spüren Sie die Reiki-Energie.

01

Durch die Nase einatmen und bis fünf zählen. Atem anhalten und bis drei zählen. Dann mit einem hörbaren »Ssss« durch den Mund ausatmen und bis fünf zählen Entspannen Sie Kiefer, Bauch und Schultern. Stellen Sie sich vor, wie weißes, heilendes Licht *hara*, Brust und Lunge füllt.

02

Atmen Sie auf diese Weise 5 Minuten weiter. Legen Sie dabei die Hände hinter den Kopf und stellen Sie sich vor, wie das heilende Licht aus Ihren Händen in den Kopf strömt.

03

Atmen Sie 5 Minuten in Ihrem natürlichen Rhythmus. Spüren Sie, wie Geist, Körper und Seele zur Ruhe kommen.

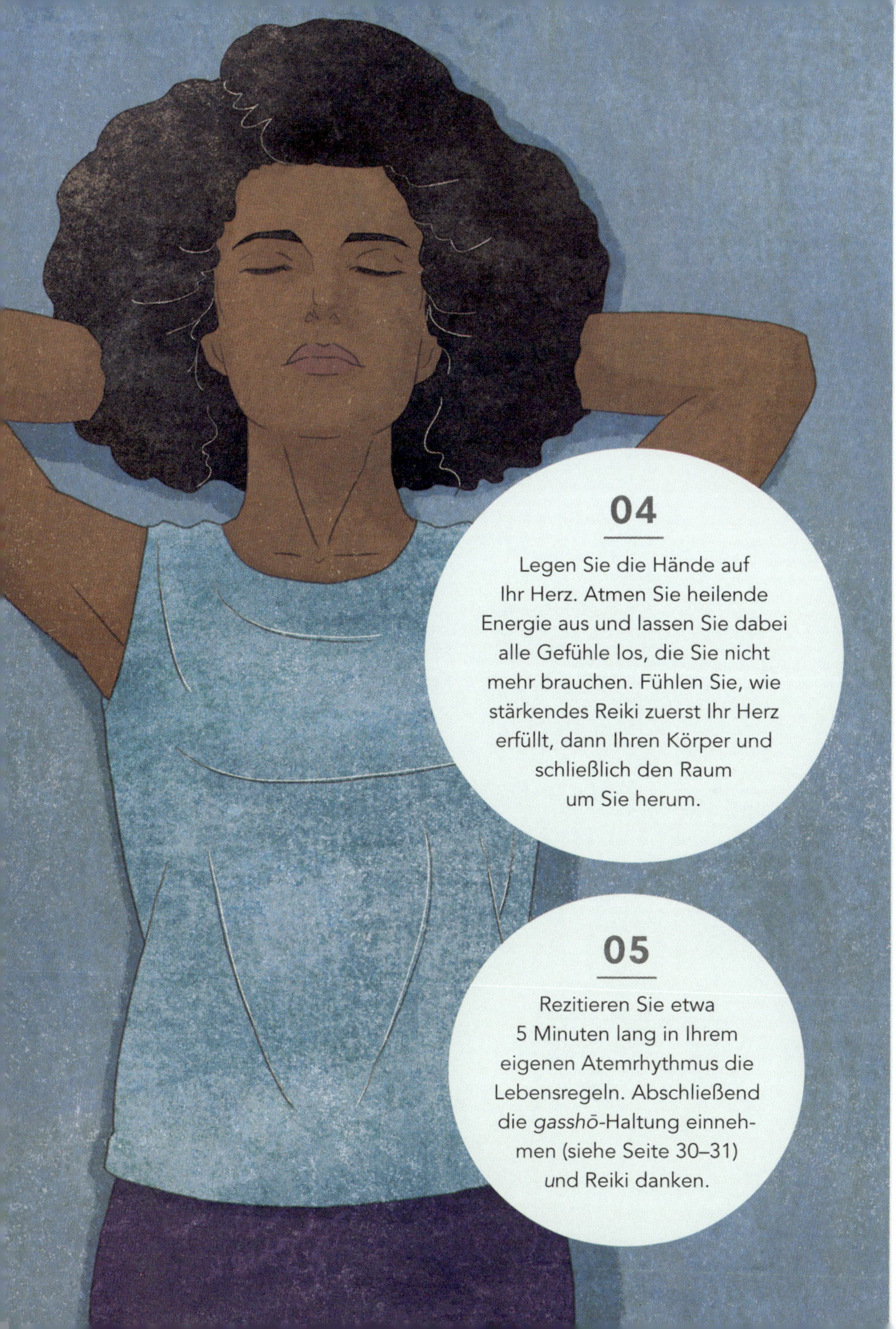

04

Legen Sie die Hände auf Ihr Herz. Atmen Sie heilende Energie aus und lassen Sie dabei alle Gefühle los, die Sie nicht mehr brauchen. Fühlen Sie, wie stärkendes Reiki zuerst Ihr Herz erfüllt, dann Ihren Körper und schließlich den Raum um Sie herum.

05

Rezitieren Sie etwa 5 Minuten lang in Ihrem eigenen Atemrhythmus die Lebensregeln. Abschließend die *gasshō*-Haltung einnehmen (siehe Seite 30–31) und Reiki danken.

REIKI BEI VERLETZUNGEN

Diese Reiki-Meditation ist eine Art Erste Hilfe bei kleinen Verletzungen, Schnittwunden oder Abschürfungen. Sie kann in schwereren Fällen die Heilung fördern, die Erholung nach Operationen beschleunigen und Langzeitbehandlungen unterstützen.

01

Atmen Sie zur Erdung einige Male tief und langsam in Ihr *hara*. Dann beim Ein- und beim Ausatmen jeweils bis vier zählen. Geben Sie 15–20 Minuten Reiki. Atmen Sie dabei weiter und bleiben Sie im Hier und Jetzt.

02

Legen Sie nun eine Hand auf den Körperteil, den Sie behandeln wollen. Geben Sie 15–20 Minuten lang Reiki. Behalten Sie dabei die Absicht im Sinn, dass Reiki die Verletzung heilen soll.

03

Wenn Ihre Gedanken abschweifen, konzentrieren Sie sich wieder ganz auf Ihre Atmung. Beobachten oder spüren Sie bewusst, ob sich bei Ihren Beschwerden etwas verändert.

04

Entscheiden Sie selbst, wie lange Sie Reiki geben. Abschließend nehmen Sie die *gasshō*-Haltung ein und danken der Reiki-Energie.

GUT ZU WISSEN

NUTZEN Stärkt die natürlichen Selbstheilungskräfte des Körpers, erdet und beruhigt

ZEIT So oft und so lange wie nötig

VORBEREITUNG Hände in die *gasshō*-Haltung (siehe Seite 30–31) bringen und die Reiki-Energie spüren

ACHTUNG Bei Blutungen, Schwindel, Atembeschwerden oder Schmerzen in der Brust muss sofort ein Arzt konsultiert werden. Dasselbe gilt bei anhaltenden oder zunehmenden Schmerzen.

01

Denken Sie an die Gewohnheit, die Sie ändern möchten. Konzentrieren Sie sich auf dieses Ziel. Dann wählen Sie eine Affirmation, die Ihr Vorhaben durch eine positive Geisteshaltung unterstützt.

02

Legen Sie eine Hand auf die Stirn und die andere auf den unteren Rücken. Wiederholen Sie die gewählte Affirmation laut oder im Stillen 10 Minuten lang.

NEGATIVE GEWOHNHEITEN ABLEGEN

Diese Meditation basiert auf einer Übung namens *Seiheki Chiryō Hō* (»Behandlung von Gewohnheiten«). Sie verbindet Reiki mit positiven Absichtserklärungen und kann bei ganz unterschiedlichen Verhaltensmustern hilfreich sein – von übermäßiger Grübelei bis zum Rauchen.

03

Legen Sie nun beide Hände auf den Bereich des Herzens oder halten Sie sie darüber. Verharren Sie 10 Minuten so. Richten Sie dabei Reiki-Energie auf Ihr Vorhaben und atmen Sie bewusst.

04

Atmen Sie dreimal tief in den Herzbereich. Nehmen Sie bewusst wahr, wie Sie sich in diesem Moment fühlen. Abschließend die *gasshō*-Haltung einnehmen und Reiki danken.

GUT ZU WISSEN

NUTZEN Kann das Ablegen negativer Verhaltensweisen und bei Suchtverhalten unterstützen

ZEIT 20 Minuten, mindestens 90 Tage lang täglich wiederholen

VORBEREITUNG Formulieren Sie zuerst die Absicht. Aufrecht sitzen, die Augen schließen und bewusst den Atemrhythmus wahrnehmen. Die *gasshō*-Haltung (siehe Seite 30–31) einnehmen und Reiki spüren.

WEITERE SCHRITTE Praktizierende ab Reiki-Grad 2 können vor dem ersten Schritt das Harmoniesymbol (siehe Seite 39) hinzuziehen und das Mantra dreimal wiederholen.

VERJÜNGENDE MEDITATION

Mit zunehmendem Alter arbeiten alle Körpersysteme langsamer. Reiki kann helfen, die Zellen mit neuer Energie zu versorgen, was Heilungs- und Regenerationsprozesse fördert. Wenn wir den *kokoro*-Zustand (reines Bewusstsein) erreichen, können wir spüren, wohin wir heilende Energie senden müssen.

GUT ZU WISSEN

NUTZEN Stärkt die Intuition; unterstützt Körper, Geist und Seele während des Alterungsprozesses

ZEIT 30 Minuten

VORBEREITUNG Aufrecht an einem ruhigen Ort sitzen, die *gasshō*-Haltung (siehe Seite 30–31) einnehmen und Reiki spüren. Die Hände in den Schoß legen, Handflächen nach oben.

01

Atmen Sie langsam und tief durch die Nase ein und aus. Ins *hara* einatmen und bis fünf zählen, den Atem anhalten und bis drei zählen, dann ausatmen und bis fünf zählen. Den Körper vom Kopf bis zu den Füßen langsam und bewusst Ebene für Ebene, Zelle für Zelle wahrnehmen.

02

Wenn Sie den intuitiven Drang spüren, Reiki zu geben, halten Sie inne und legen die Hände auf diesen Bereich – so lange, bis Sie wissen, dass es genug ist.

03

Atmen Sie weiter, scannen Sie Ihren Körper und geben Sie Reiki, wo es nötig erscheint. Abschließend die *gasshō-Haltung* einnehmen und der Reiki-Energie danken.

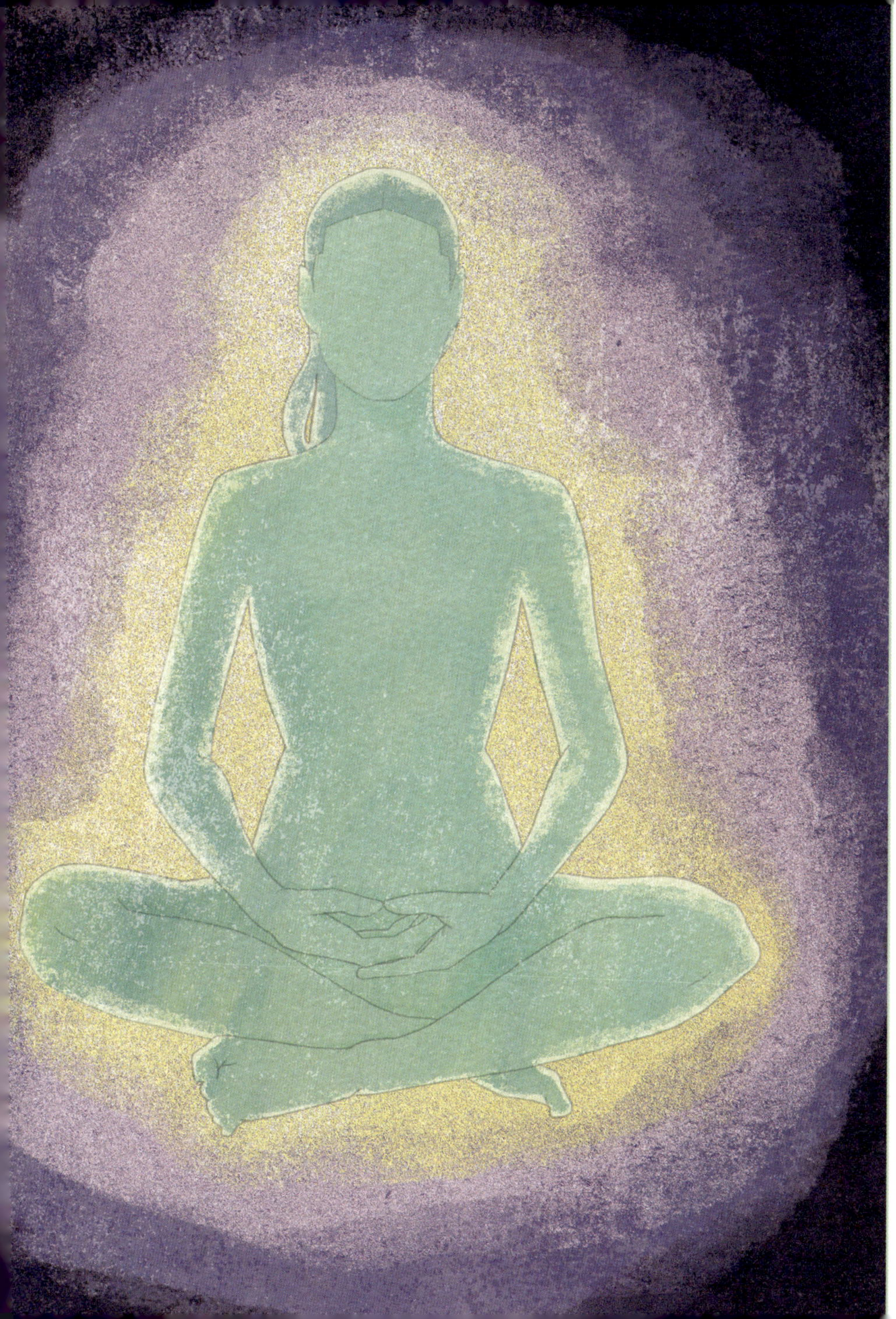

01

Legen Sie die rechte Hand auf den Bereich der Gebärmutter und die linke auf Ihr Herz.

02

Tief in den Herzbereich atmen. Spüren Sie, wie sich die Reiki-Energie dort ausbreitet. Stellen Sie sich ein heilendes rosa Licht vor, das vom Herzen zu Ihrer Gebärmutter strömt.

03

Stellen Sie sich nun vor, wie sich das rosa Licht mit jedem Atemzug weiter ausdehnt. Versuchen Sie bewusst, Signale wahrzunehmen, die Ihre Gebärmutter aussendet.

MEDITATION FÜR FRAUEN

Diese Meditation spricht die Gebärmutter an. Sie wirkt heilend und stärkend und hilft, auf die innere Weisheit zu hören. Die Reiki-Energie füllt Ihren Bauch mit Liebe, Mitgefühl und Güte. Geeignet ist diese Übung für Frauen in allen Lebensphasen.

04

Nach etwa 10 Minuten atmen Sie tief ein und mit einem hörbaren »Ahhh« wieder aus. Legen Sie beide Hände so auf den unteren Bauch, dass die Daumen und Zeigefinger sich berühren und ein Dreieck bilden. Lassen Sie 10 Minuten lang Energie dorthin strömen.

05

Zum Abschluss nehmen Sie die *gasshō*-Haltung ein und danken Reiki. Sie können Ihre Gedanken und Gefühle in einem Tagebuch festhalten.

GUT ZU WISSEN

NUTZEN Hilfreich in der Schwangerschaft und der Menopause, bei frauentypischen Gesundheitsbeschwerden (einschließlich Fruchtbarkeit); stärkt Selbstvertrauen und Zielstrebigkeit

ZEIT Mit 20 Minuten beginnen, nach Belieben verlängern; auch bei Neumond als Meditation zum Aufnehmen neuer Energie oder bei Vollmond als Meditation zum Loslassen

VORBEREITUNG An einem ruhigen Platz sitzen, Hände in die *gasshō*-Haltung (siehe Seite 30–31) bringen und Reiki spüren.

MEDITATION FÜR ELTERN

Für junge Eltern verändert sich das Leben einschneidend, darum sollten sie besonders gut für sich selbst sorgen. Diese Meditation hilft während der Schwangerschaft, fördert die Erholung nach der Geburt und stärkt die Bindung zum Baby. Auch später kann sie Geborgenheit und eine positive Einstellung vermitteln. Davon profitieren Eltern und Kind.

GUT ZU WISSEN

NUTZEN Stärkt die Eltern-Kind-Bindung und das Selbstvertrauen junger Eltern; kann bei Koliken, Zahnungs- und Essproblemen helfen; verbessert Schlaf und Allgemeinbefinden

ZEIT 15 Minuten, wenn es möglich ist

VORBEREITUNG An einem ruhigen, angenehmen Platz in direkter Nähe des Kindes sitzen. Die *gasshō*-Haltung (siehe Seite 30–31) einnehmen und die Reiki-Energie spüren.

VARIATIONEN In der Schwangerschaft bei Schritt 2 eine Hand auf das Herz und die andere auf den Bauch legen. Stellen Sie sich vor, Kontakt zum Kind aufzunehmen. Wenn Sie das Kind halten, visualisieren Sie alle Schritte.

01

Atmen Sie einige Minuten lang Reiki durch die Nase ein. Spüren Sie, wie Sie von Licht erfüllt werden. Beim Ausatmen durch den Mund lassen Sie überflüssige Gedanken und Gefühle los.

02

Legen Sie eine Hand auf Ihr Herz und die andere auf das Herz des Babys. Stellen Sie sich die reine, bedingungslose Liebe als Lichtband vor, das beide Herzen untrennbar verbindet.

03

Nehmen Sie sich Zeit, um im Hier und Jetzt tiefe Dankbarkeit für Ihr eigenes Sein und für das Kind zu spüren.

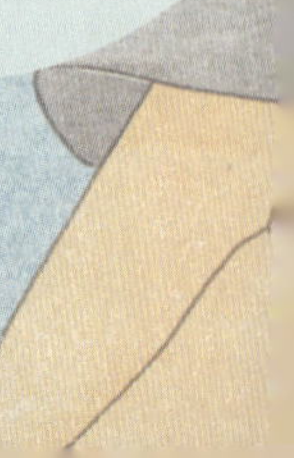

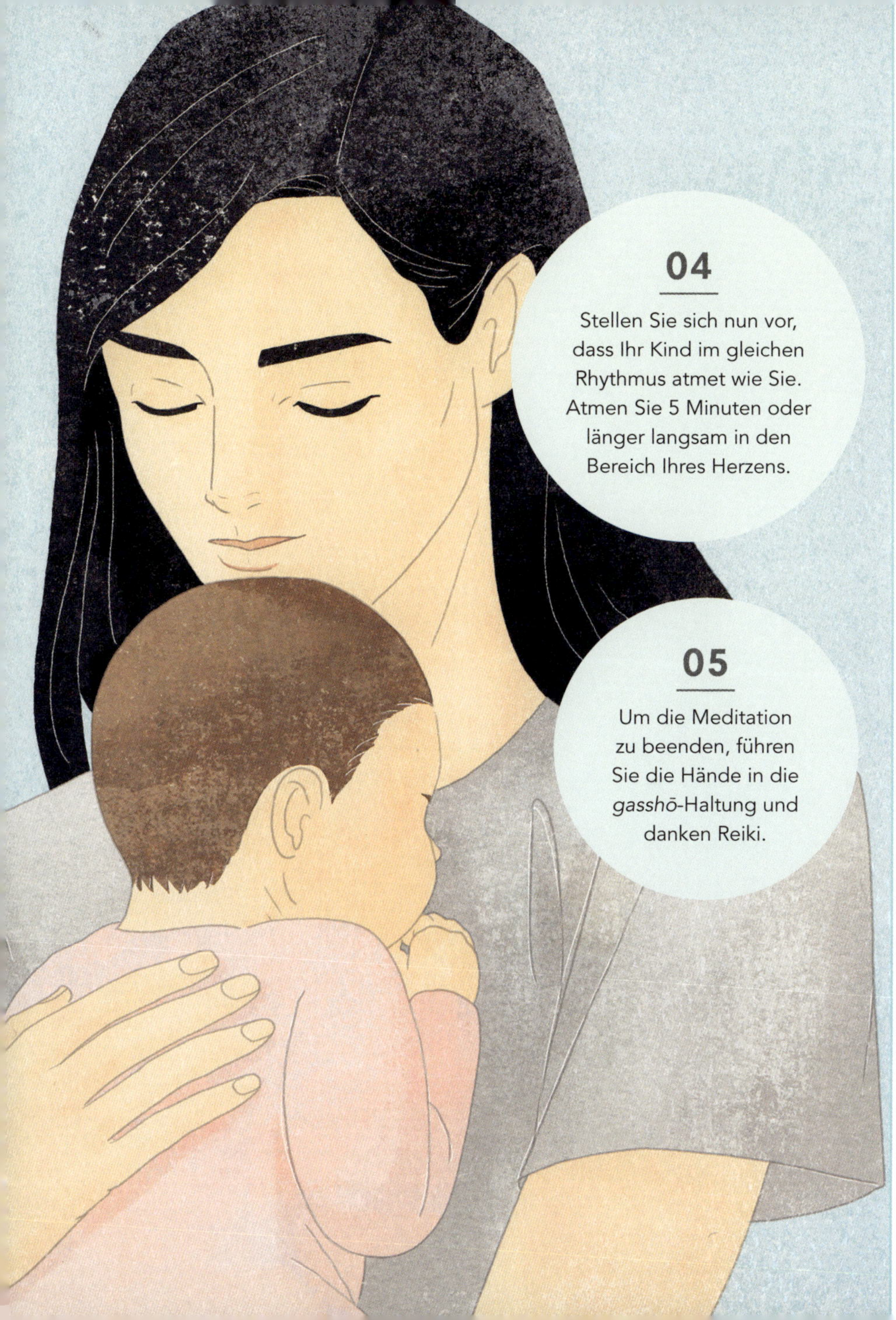

04

Stellen Sie sich nun vor, dass Ihr Kind im gleichen Rhythmus atmet wie Sie. Atmen Sie 5 Minuten oder länger langsam in den Bereich Ihres Herzens.

05

Um die Meditation zu beenden, führen Sie die Hände in die *gasshō*-Haltung und danken Reiki.

GLOSSAR

AURA
Das Energiefeld, das den Körper umgibt. Es besteht aus mehreren Ebenen, die in Beziehung zu körperlichen, geistigen, emotionalen und seelischen Aspekten des Seins stehen.

CHAKREN
Energiezentren im Körper, die mit Wohlbefinden und Heilung in Verbindung stehen.

EINWEIHUNG
Rituale im Rahmen der Reiki-Ausbildung, die dazu dienen, den Schüler empfänglich für die Energie zu machen und sein Wissen zu vertiefen.

FÜNF ELEMENTE
Die grundlegenden Bestandteile der Reiki-Lehre.

GASSHŌ
»Gebetshaltung« mit zusammengelegten Handflächen vor dem Herzchakra (mittleres *tanden*). Wird oft am Anfang und Ende einer Reiki-Sitzung eingenommen. Dient auch als Meditationshaltung.

HARA (UNTERES *TANDEN*)
Im Reiki das wichtigste Energiezentrum des Körpers und Sitz des irdischen *ki*. Steht in Bezug zu körperlichen Bedürfnissen und Wohlergehen.

KI
Die universelle Lebensenergie. Im Reiki unterscheidet man zwischen himmlischem *ki*, irdischem *ki* und Herz-*ki*.

LEBENSREGELN
Eines der fünf Elemente. Die Lebensregeln können täglich rezitiert werden, um mit sich selbst, anderen Geschöpfen und dem Universum im Einklang zu sein.

MANTRA
Eines der fünf Elemente (zusammen mit Symbolen). Eine Phrase, die beim Zeichnen eines Reiki-Symbols rezitiert wird, um dessen spezifische Energie zu aktivieren. Dient auch zur Heilung durch Klang.

MEISTER
Reiki-Praktizierender, der den dritten Grad erreicht hat und befähigt ist, andere auszubilden und einzuweihen.

MITTLERES *TANDEN*
Energiezentrum in der Mitte der Brust, entspricht dem Herzchakra. Es steht für die bedingungslose Liebe und gilt als Sitz der wahren Identität.

OBERES *TANDEN*
Energiezentrum, entspricht dem Stirnchakra. Steht in Beziehung zum himmlischen *ki*, zum Bereich des Spirituellen und zum höheren Bewusstsein.

OKUDEN
Zweiter Grad im Reiki-Ausbildungssystem.

REIJU
In der japanischen Tradition ein Segen, den der Meister einem Schüler erteilt, um ihn einzustimmen und Reiki mit ihm zu teilen.

REIKI
Zusammengesetzter Begriff aus den japanischen Wörtern *rei* und *ki*, der oft als »universelle Energie« übersetzt wird. Eine ganzheitlich-spirituelle Heilkunst, die im frühen 20. Jahrhundert in Japan von Mikao Usui begründet wurde.

SHINPIDEN
Dritter und höchster Grad (Meistergrad) im Reiki-Ausbildungssystem.

SHODEN
Erster Grad im Reiki-Ausbildungssystem. Wer ihn erreicht, kann im direkten Kontakt Reiki spenden.

SYMBOLE
Gehören zu den fünf Elementen und werden zusammen mit Mantren genutzt, um die Reiki-Energie zu verstärken und heilende Energie zu spenden.

TANDENS
In der japanischen Reiki-Tradition die drei Energiezentren (auch »drei Diamanten«) im Körper, durch die wir irdisches, himmlisches und Herz-*ki* empfangen (siehe auch *hara* (unteres *Tanden*), mittleres *Tanden* und oberes *Tanden*).

TENOHIRA
Eines der fünf Elemente: Heilung mithilfe der Hände.

TROCKENBADEN
Ein Ritual zur Reinigung der Energiebahnen, das häufig vor und im Anschluss an andere Reiki-Meditationen durchgeführt wird.

USUI, MIKAO
Der japanische Begründer von Reiki als spirituelle Lehre und Heilkunst.

WEITERFÜHRENDE INFORMATIONEN

All diejenigen, die mehr über Reiki wissen möchten, finden auf diesen Seiten einige Bücher und Websites.

BÜCHER

REIKI

Der Weg zum wahren Reiki-Meister: Symbole, Mantren und Einweihungsriten aller Reiki-Grade Andreas Dalberg, Trias 2019

Reiki für Anfänger: Selbstheilungskräfte aktivieren durch universelle Lebensenergie Dorothea Schäfer, Independently published 2018

Die Reiki-Schule für Einsteiger Barbara Simonsohn, Schirner Verlag 2017

Reiki – Das komplette Handbuch Kim Dominique, BoD 2017

Reiki. Ein Weg sich selbst zu heilen: Lehrbuch für den 1. Grad, den 2. Grad und den Meister-Lehrer-Grad Rita Weber, BoD 2017

Reiki in der therapeutischen Praxis Mark Hosak, Haug Fachbuch 2016

Das Reiki-Kompendium. Ein umfassendes Handbuch über das Reiki-System Walter Lübeck und Frank Arjava Petter, Windpferd 2012

Intuitives Reiki nach Usui Sensei der 1. Grad: Gesundheit aus deiner Hand Karin E. J. Kolland, Hanael 2012

Reiki für Dummies Nina L. Paul und Birgit Strunz, Wiley-VCH 2010

Ganz einfach: Reiki. Die Reiki-Methode im 21. Jahrhundert Andrea Leitold, BoD 2008

Reiki – Heile dich selbst Brigitte Müller und Horst Günther, Silberschnur 2006

Original Reiki-Handbuch des Dr. Mikao Usui: Alle Usui-Behandlungspositionen und viele Reiki-Techniken für Gesundheit und Wohlbefinden Mikao Usui und Frank Arjava Petter, Windpferd 1999

VERWANDTE THEMEN

Diagnose aussichtslos – Selbstheilung gelungen Kalyani Salzmann, Independently published 2019

Selbstheilungskräfte aktivieren. Jetzt! Frank Wesnitzer, BoD 2019

Chakren verstehen für Anfänger Kathryn K. Woodward und Patrick Knüfer, Independently published 2018

Jetzt! Die Kraft der Gegenwart Eckhart Tolle, Kamphausen Media GmbH 2018

Selbstheilung ist möglich Next Level Academy und Dr. Julius Urner, Independently published 2018

Eine neue Erde. Bewusstseinssprung anstelle von Selbstzerstörung Eckhart Tolle, Arkana 2015

Praxisbuch Energiemedizin Li Wu und Natalie Lauer, Gräfe und Unzer 2015

Chakra Praxisbuch: Spirituelle Übungen für Gesundheit, Harmonie und innere Kraft Kalashatra Govinda, Goldmann Verlag 2006

VERBÄNDE

Shibumi – International Reiki Association https://shibumireiki.org

Reiki-Verband-Deutschland e. V. www.reiki-verband-deutschland.de

ÖBRT Österreichischer Berufsverband der Diplomierten Reiki-TherapeutInnen www.oebrt.at

Reiki Schweiz www.reiki-schweiz.ch

BEHANDLUNGEN, GRUPPENMEDITATIONEN, AUSBILDUNG UND MEHR

Reiki-Behandlungen durch die Autorin Jasmin Harsono, auch Fernbehandlung

Teilnahme an Gruppenmeditationen vor Ort (London) und per Download möglich. Jasmin bietet in Großbritannien eine Reiki-Ausbildung an.

Weitere Informationen unter:
www.emeraldandtiger.com

REGISTER

Fett gedruckte Einträge verweisen auf Übungen.

K

L

M

N

O

R

S

T

U

V

W

Y

Z

DIE AUTORIN

Jasmin Harsono ist Reiki-Meisterin und Lehrerin und beschäftigt sich auch mit anderen alternativen Heilmethoden. Sie leitet die Firma *Emerald and Tiger* in London, die Behandlungen, Workshops, Kurse, Vorträge und andere Veranstaltungen zu bewusstem Leben und ganzheitlicher Gesundheit anbietet. Jasmin fand selbst durch gesundheitliche Probleme zum Reiki. Heute hilft sie anderen, ihre innere Kraft zu entdecken und ganzheitlich zu nutzen. Sie hat mit Unternehmen wie *Selfridges, Crabtree & Evelyn* und *Goop* zusammengearbeitet und wurde in verschiedenen renommierten Zeitschriften vorgestellt.

DANK DER AUTORIN

Es gibt viele, denen ich für ihre Ermutigung und Unterstützung bei der Arbeit an diesem Buch und im Leben danken möchte. An erster Stelle danke ich Mikao Usui und Reiki. Danke an meinen Lehrer Torsten Lange und seine Familie. Danke an Frans Stiene. Danke an meine Familie, an meinen Mann Khonnan Harsono für seine Unterstützung und seinen Glauben an mich. Danke an meine Mutter Marian Houshmand, meinen Vater Mozafar Houshmand (dessen Geist über uns wacht), meine Schwiegermutter Titiek Harsono, meine Geschwister Cathy Houshmand, Roxanne Houshmand-Howell, Jonathan Houshmand und Jared Houshmand, meinen Schwager Will Howell, meine Schwägerin Giovanna Houshmand, an meine Nichten und Neffen Ilias, Serafina, Lucia und Sofia. Danke an meine ältesten Freundinnen Hereity Iyasu, Endaa Benoit und Kandi Lalchan. Danke an Kayleigh Attwood, Millana Snow, Brighitta Moser-Clark und Katsi Yuen. Danke an das Team bei DK, bestehend aus Kiron Gill, Mandy Earey, Jade Wheaton, Henrietta Drane und Andy Chapman. Besonderen Dank an Rona Skene und Dawn Henderson für ihre Unterstützung. Danke an Kotaro Machiyama für die schönen Illustrationen. Und zuletzt vielen Dank an *The Life Centre*, Gazelli, *Re:Mind* und an alle, die meine Kurse, Workshops oder Behandlungen besucht und mich so auf meinem Weg unterstützt haben.

DANK DES HERAUSGEBERS

DK dankt den folgenden Personen für ihre Mitwirkung an diesem Buch: Mandy Earey für ihren weit über das Briefing hinausgehenden Einsatz, Jade Wheaton für Designassistenz, John Friend für das Korrektorat und Marie Lorimer für das Register.

HAFTUNGSAUSSCHLUSS

Die Informationen und Ratschläge in diesem Buch sind von der Autorin und vom Verlag sorgfältig erwogen und geprüft, dennoch kann eine Garantie nicht übernommen werden. Eine Haftung der Autorin bzw. des Verlags und seiner Beauftragten für Personen-, Sach- und Vermögensschäden ist ausgeschlossen.

Wer gesundheitliche Beschwerden hat, an einer Erkrankung leidet oder schwanger ist, sollte vor Ausführung der Übungen in diesem Buch unbedingt Rücksprache mit seinem Arzt halten. Die in diesem Buch enthaltenen Informationen können eine qualifizierte Untersuchung und Diagnose nicht ersetzen. Die Verantwortung liegt allein beim Leser.

Grundsätzlich ist bei ernsthaften oder anhaltenden Beschwerden von einer Selbstdiagnose und Selbstbehandlung abzuraten. Auch wenn Beschwerden länger anhalten, sollten Sie einen Arzt aufsuchen. Dasselbe gilt für Personen, die verschreibungspflichtige Medikamente einnehmen.

NOCH MEHR SELF-CARE

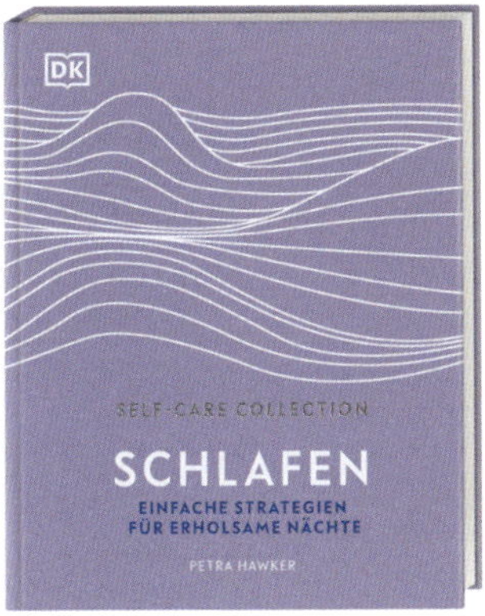

ISBN 978-3-8310-4002-5
12,95 € [D] / 13,40 € [A]

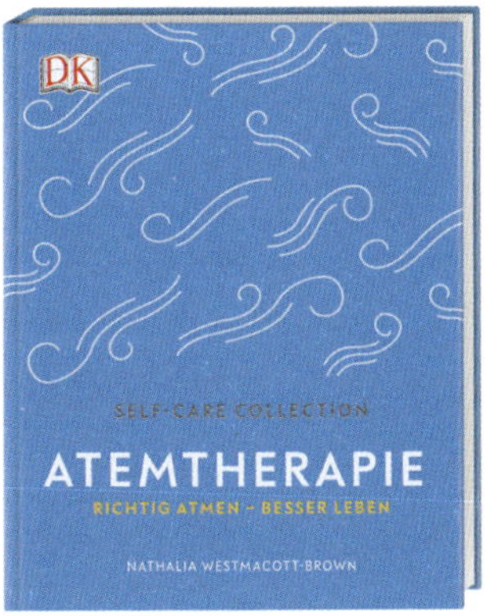

ISBN 978-3-8310-3890-9
12,95 € [D] / 13,40 € [A]

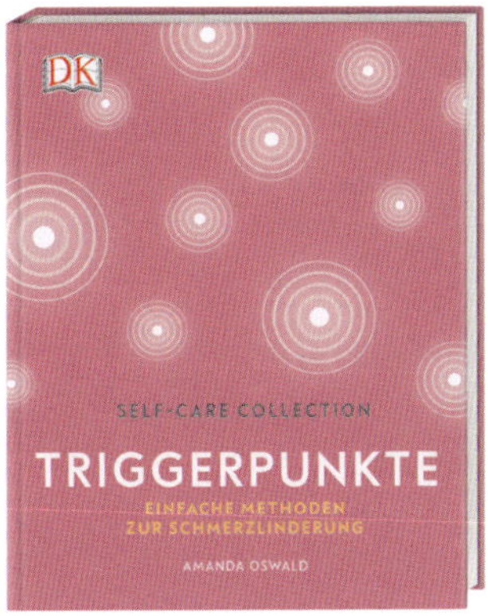

ISBN 978-3-8310-3891-6
12,95 € [D] / 13,40 € [A]

DK

www.dk-verlag.de